DET GLAD HUD KÖKET

100 recept för att ge din hud näring inifrån och ut

Lena Wallin

Copyright Material ©2024

Alla rättigheter förbehållna

Ingen del av denna bok får användas eller överföras i någon form eller på något sätt utan korrekt skriftligt medgivande från utgivaren och upphovsrättsinnehavaren, förutom korta citat som används i en recension. Den här boken bör inte betraktas som en ersättning för medicinsk, juridisk eller annan professionell rådgivning.

INNEHÅLLSFÖRTECKNING _

INNEHÅLLSFÖRTECKNING _..3
INTRODUKTION..8
FRUKOST OCH BRUNCH..10
1. BOVETE CREPES..11
2. HEALING BREAKFAST LASSI..13
3. HIRSVÅFFLOR..15
4. TOFU OCH GRÖNKÅL FÖRVRÄNGA...............................17
5. FRUKT- OCH QUINOAPROTEINHAVRE..........................20
6. ÄPPELFLINGOR...22
7. BLOMKÅLSFYLLD PARATHA..24
8. SPENATFYLLD PARATHA...26
9. LÄKANDE SPRUCKET VETE MED CASHEWNÖTTER.......28
10. SPLIT GRAM & LINS CRÊPES.......................................30
11. LÄKANDE KIKÄRTSMJÖL CRÊPES................................33
12. CRÊPES MED RIS...36
13. MASALA TOFU SCRAMBLE..39
14. CAROM FRÖN PANNKAKOR..41
15. HEALING APRIKOS & BASILIKA SMOOTHIE.................43
16. JAGGERY PANNKAKOR..45
17. VALNÖTSGRÖT..47
18. KANELQUINOA MED PERSIKOR..................................49
19. QUINOAGRÖT...51
20. LÄKANDE TE..53

21. KRONÄRTSKOCKA VATTEN..55
22. GYLLENE MANDEL- OCH GURKMEJAMJÖLK.........................57
APTITRETARE OCH SNACKS..59
23. OKRA OCH GURKABETT...60
24. SÖTPOTATIS MED TAMARIND..62
25. MANDELSTÄNGER...64
26. FIKON FYLLDA PÄRON..66
27. KRYDDBOLLAR..68
28. SELLERI MELLANMÅL...70
29. SPIRULINA BOLLAR..72
30. P , P OCH P MELLANMÅL..74
31. LÖKKEX...76
32. GUL BLOMKÅL , PEPPARSALLAD......................................78
33. KRYDDADE SPISHÄLLSPOPCORN.....................................80
34. MASALA PAPAD..82
35. ROSTADE MASALA NÖTTER..84
36. CHAI-KRYDDADE ROSTADE MANDLAR OCH CASHEWNÖTTER...86
37. KRYDDIG KIKÄRTS POPPERS..88
38. BAKADE GRÖNSAKSRUTOR..90
39. KRYDDIGA SÖTPOTATISBIFFAR..93
HUVUDRÄTT: GRÖNSAKER..96
40. KRYDDAD TOFU OCH TOMATER......................................97
41. SPIKUMMIN POTATIS HASH...100
42. SENAPSFRÖPOTATISHASH..102
43. HEALING P EA OCH VITKÅL _...104
44. KÅL MED SENAPSFRÖN OCH KOKOS.............................106

45. STRÄNGBÖNOR MED POTATIS..................108
46. AUBERGINE MED POTATIS......................110
47. MASALA BRYSSELKÅL............................113
48. GREKISK BLOMKÅL................................115
49. KRÄMIG ZUCCHINIPASTA........................117
50. ZUCCHINI MED PUMPAPESTO..................119
51. DILLED ZUCCHINI PILAF.........................121
52. COUSCOUS CREMINI PILAF.....................123
53. LÄKANDE SPARRISRISOTTO....................126
54. BULGUR MED PUMPASÅS.......................129
HUVUDRÄTT: BJALLJÄNTER OCH KORN...........131
55. BALJVÄXTER STREET SALAD...................132
56. MASALA BÖNOR OCH GRÖNSAKER..........134
57. HEL BÖNSALLAD MED KOKOS.................136
58. CURRYBÖNOR ELLER LINSER..................138
59. LINSER MED CURRYBLAD.......................141
60. GOAN LINSKOKOS _ CURRY...................144
61. CHANA MASALA BALJVÄXTER.................147
62. LÅNGSAMKOKTA BÖNOR OCH LINSER....150
63. CHANA OCH SPLIT MOONG DAL MED PEPPARFLINGOR..........152
64. BRUNT RIS OCH ADZUKI BEAN DHOKLA...155
65. MUNGBÖNOR OCH RIS MED GRÖNSAKER..................158
66. WOKA I GRÖNSAKER.............................160
67. SPANSKA KIKÄRTER OCH PASTA.............162
68. KUPOLFRI PASTA...................................165
69. BRUNT RIS RISOTTO..............................167

70. QUINOA TABBOULE EH..169

71. HIRS, RIS OCH GRANATÄPPLE..171

HUVUDRÄTT: CURRIES...173

72. PUMPA CURRY MED KRYDDIGA FRÖN...................................174

73. OKRA CURRY..177

74. VEGETABILISK KOKOS CURRY...179

75. GRUNDLÄGGANDE GRÖNSAKSCURRY...................................181

76. BLACK EYE BEAN OCH COCONUT CURRY..............................183

77. BLOMKÅL COCONUT CURRY..186

78. BLOMKÅL OCH POTATISCURRY...188

79. POTATIS, BLOMKÅL OCH TOMATCURRY...............................190

80. BLANDAD GRÖNSAKS- OCH LINSCURRY..............................192

81. TOMAT CURRY...194

82. VIT KALEBASS CURRY..196

83. CURRIED VINTERMELON...198

84. SPISHÄLL SAMBHAR-INSPIRERAD CURRY............................200

85. PUNJABI CURRYBÖNOR & LINSER......................................203

86. SPENAT, SQUASH & TOMAT CURRY....................................206

DESSERTER..209

87. CAROB MOUSSE MED AVOKADO..210

88. KRYDDAD MULLBÄR & ÄPPLEN..212

89. SYRIG MOROTSKAKA...214

90. TRANBÄRSGRÄDDE..216

91. BANAN-, GRANOLA- OCH BÄRPARFAITER...........................218

92. BLÅBÄR & PERSIKA CRISP..220

93. GRÖT BRÛLÉE...222

94. BLANDADE BÄR GRANITA..........224
95. VEGANSK OSÖTAD PUMPAGLASS..........226
96. FRYST FRUKTIG GRÄDDE..........228
97. AVOKADOPUDDING..........230
98. CHILI OCH VALNÖTSRULLAR..........232
99. LÄKANDE ÄPPELPAJ..........234
100. KOKOS- OCH APELSINVATTENMAKRONER..........237
SLUTSATS..........239

INTRODUKTION

Gå in i "DET GLAD HUD KÖKET", en värld där kulinariska läckerheter möter hudvård, och erbjuder dig 100 recept utformade för att ge din hud näring inifrån och ut. Den här kokboken är din guide till att utnyttja kraften i hälsosamma ingredienser, supermat och sakkunnigt utformade recept för att främja strålande, frisk hud. Följ med oss när vi ger oss ut på en resa för att upptäcka skärningspunkten mellan näring och hudvård, skapa en harmonisk blandning som förbättrar ditt välbefinnande och skönhet.

Föreställ dig ett kök fyllt med livfulla frukter, grönsaker och näringsämnen, var och en utvald för att stödja din huds hälsa och vitalitet. "DET GLAD HUD KÖKET" är inte bara en samling recept; det är ett holistiskt synsätt på hudvård som inser vikten av att ge näring till din kropp inifrån. Oavsett om du vill ta itu med specifika hudproblem, förstärka din övergripande hy eller helt enkelt njuta av läckra och hudälskande måltider, är dessa recept utformade för att förvandla ditt kök till en fristad för strålande och glad hud.

Från antioxidantrika smoothies till kollagenförstärkande sallader och från omega-3-packade förrätter till härliga desserter med hudförbättrande egenskaper, varje recept är en hyllning till synergin mellan näring och hudvård. Oavsett om du är en hudvårdsentusiast eller en matälskare som vill utforska skönhetsfördelarna med dina måltider, är "DET GLAD HUD KÖKET" din bästa resurs för att skapa en hudvårdsrutin som börjar på din tallrik.

Följ med oss när vi dyker in i världen av skönhetshöjande livsmedel, där varje rätt är ett bevis på idén om att frisk, strålande hud börjar med de val du gör i ditt kök. Så samla dina näringsrika ingredienser, omfamna kraften i mat som medicin, och låt oss ge näring till vår glada, glödande hud med "DET GLAD HUD KÖKET".

FRUKOST OCH BRUNCH

1. Bovete Crepes

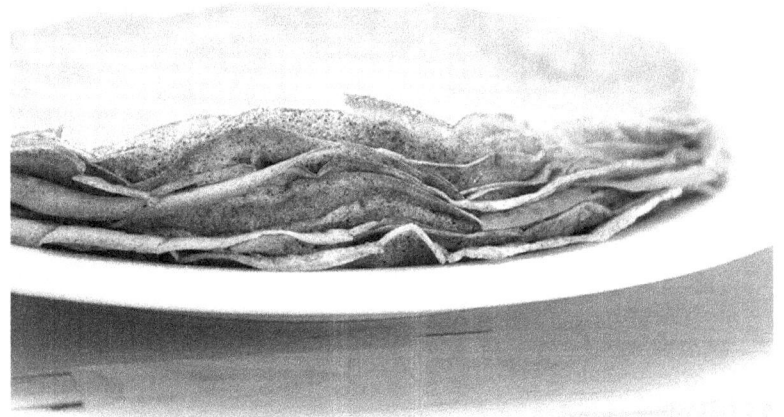

Gör: 3 crepes

INGREDIENSER:
- $\frac{1}{2}$ kopp vatten
- $\frac{1}{4}$ tesked ingefärapulver
- 1 tsk malet linfrö
- $\frac{1}{2}$ kopp bovete
- $\frac{1}{2}$ tsk kanel
- Veganskt smör för matlagning

INSTRUKTIONER:
a) Blanda alla ingredienser i en skål. Låt blandningen sitta i 8-10 minuter.
b) När du är redo att laga mat, lägg veganskt smör på en panna på medelvärme.
c) Ta tre matskedar smet och bred ut den tunt med baksidan av en sked.
d) När det börjar dyka upp bubblor på ovansidan, vänd försiktigt crepen och tillaga den andra sidan i några minuter.

2. Healing Breakfast Lassi

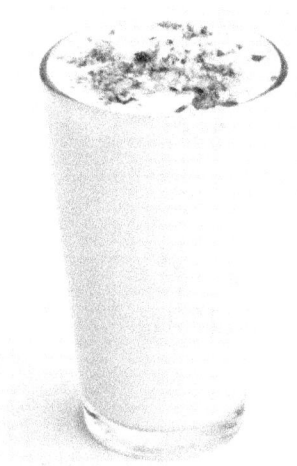

Gör: 2 portioner

INGREDIENSER:
- ½ kopp kokos-mandelyoghurt
- ½ kopp renat filtrerat eller källvatten
- 1 urkärnad Medjool-dadel
- nypa gurkmejapulver
- nypa kanelpulver
- nypa kardemumma pulver
- 3 saffransstämplar valfritt

INSTRUKTIONER:
a) Lägg alla ingredienser i en mixer och mixa i 2 minuter tills den är slät.
b) Drick omedelbart.

3. Hirsvåfflor

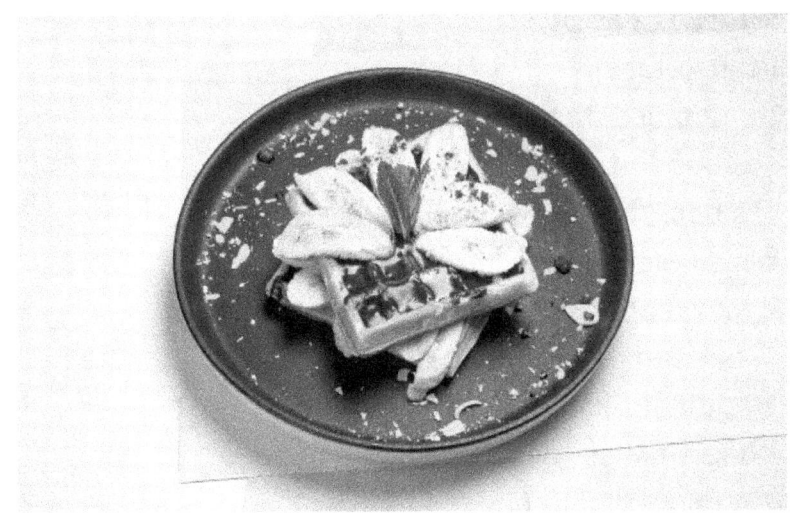

Gör: 4

INGREDIENSER:
- 1 c upp hirs
- 1 c upp orostat bovete
- $\frac{1}{4}$ c upp linfrön
- $\frac{1}{4}$ c upp strimlade osötade kokosflingor
- 2 msk melass eller agave
- 2 matskedar oraffinerad kokosolja
- $\frac{1}{2}$ tsk salt
- 1 tsk mald kanel
- 1 apelsinskal
- $\frac{1}{4}$ c upp solrosfrön
- Chokladsås

INSTRUKTIONER:
a) Lägg hirs, bovete och lin i en skål och tillsätt vatten; låt stå över natten och rinna av.
b) Lägg kornen i en mixer med tillräckligt med vatten för att täcka kornen.
c) Blanda de återstående ingredienserna, exklusive solrosfröna.
d) Mixa till en tjock smet.
e) Lägg lite smet i en varm våffelmaskin.
f) Strö över smeten med solrosfrön, och grädda enligt tillverkarens anvisningar.
g) Servera med eller utan dina favoritpålägg.

4. Tofu och grönkål förvränga

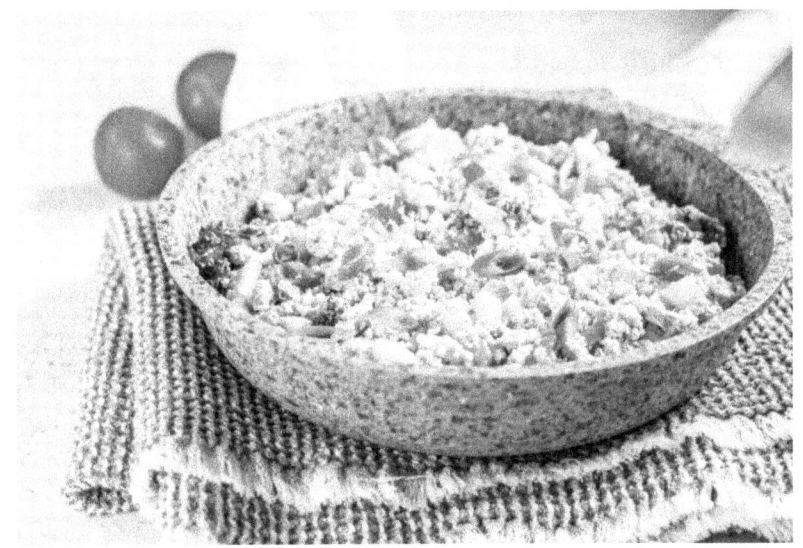

Gör: 2

INGREDIENSER:
- 2 dl grönkål, hackad
- 2 matskedar olivolja
- 8 uns extra fast tofu, avrunnen och smulad
- ¼ rödlök, tunt skivad
- ½ röd paprika, tunt skivad

SÅS
- Vatten
- ¼ matskedar gurkmeja
- ½ msk havssalt
- ½ msk mald spiskummin
- ½ msk vitlökspulver
- ¼ matskedar chilipulver

FÖR SERVERING
- Frukostpotatis, eller rostat bröd
- Salsa
- Koriander
- Stark sås

INSTRUKTIONER:
SÅS

a) Kombinera de torra kryddorna i en skål med tillräckligt med vatten för att göra en hällbar sås. Lägg åt sidan.
b) Hetta upp olivolja i en stekpanna och fräs lök och röd paprika.
c) Rör ner grönsakerna och smaka av med en touch av salt och peppar.

d) Koka i 5 minuter, eller tills den mjuknat.
e) Tillsätt grönkål och täck i 2 minuter för att ånga.
f) Flytta grönsakerna till ena sidan av pannan och tillsätt tofun.
g) Efter 2 minuter, tillsätt såsen och rör om snabbt för att fördela såsen jämnt.
h) Koka i ytterligare 6 minuter, eller tills tofun är lätt brynt.
i) Servera med frukostpotatis eller bröd.

5.Frukt- och Quinoaproteinhavre

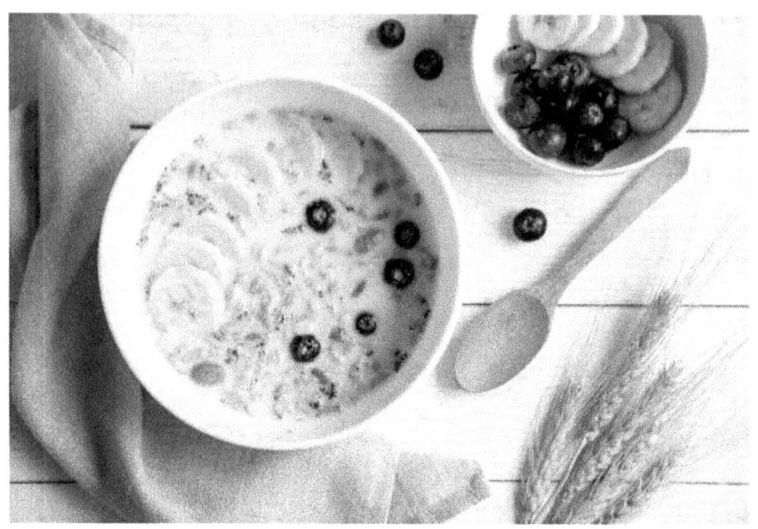

Gör: 1

INGREDIENSER:
- ¼ kopp flingad glutenfri rullad havre
- ¼ kopp kokt quinoa
- 2 matskedar naturligt vanilj veganskt proteinpulver
- 1 msk malda linfrö
- 1 msk kanel
- ¼ banan, mosad
- Några droppar flytande stevia
- ¼ kopp hallon
- ¼ kopp blåbär
- ¼ kopp tärnade persikor
- ¾ kopp osötad mandelmjölk

Toppings:
- rostad kokos
- mandelsmör
- mandlar
- torkade frukter
- färska frukter

INSTRUKTIONER:
a) Kombinera havre, quinoa, proteinpulver, malet lin och kanel och rör om för att kombinera
b) Tillsätt mosad banan, stevia, bär och persikor.
c) Tillsätt mandelmjölken och blanda ingredienserna.
d) Förvara i kylen över natten.
e) Servera kallt!

6. Äppelflingor

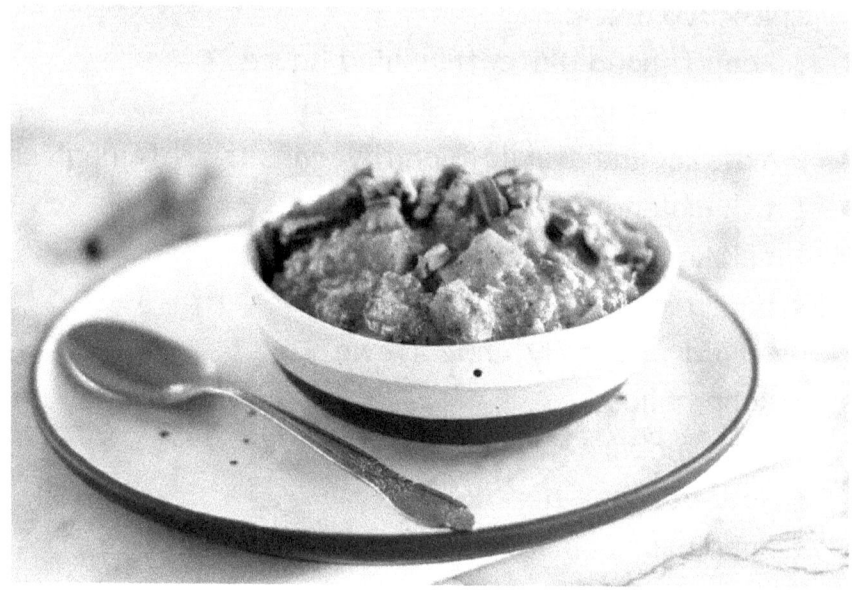

Gör: 1 portion

INGREDIENSER:
- 1 äpple
- 1 päron
- 2 st selleristavar
- 1 matsked vatten
- Nyp kanel

INSTRUKTIONER:
a) Skär äpple, päron och selleri i bitar och lägg dem i en mixer.
b) Blanda frukt och grönsaker med vatten till en slät konsistens.
c) Krydda med kanel om du vill.

7. Blomkålsfylld Paratha

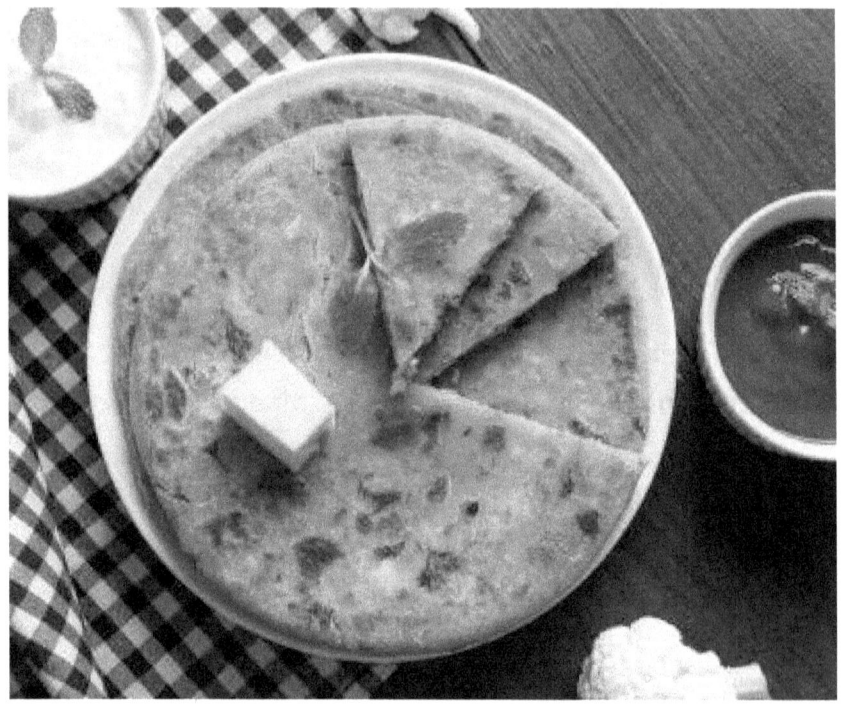

Gör: 12

INGREDIENSER:
- 2 dl riven blomkål
- 1 tsk grovt havssalt
- ½ tsk garam masala
- ½ tsk gurkmejapulver
- 1 sats glutenfri Roti Deg

INSTRUKTIONER:
a) Blanda blomkål, salt, garam masala och gurkmeja i en djup skål.
b) Ta en portion lika stor som en golfboll från roti-degen och rulla den mellan handflatorna.
c) Platta till den i handflatorna och rulla ut den på en bräda.
d) Lägg en sked blomkålsfyllning i mitten av degen.
e) Vik in alla sidor så att de möts på mitten.
f) Pudra torget i glutenfritt mjöl.
g) Kavla ut den igen tills den är tunn och rund.
h) Hetta upp en stekpanna, tillsätt sedan parathas och koka i 30 sekunder, eller tills det är fast.
i) Vänd och koka i 30 sekunder.
j) Olja och koka tills båda sidor är lätt brynt.

8. Spenatfylld Paratha

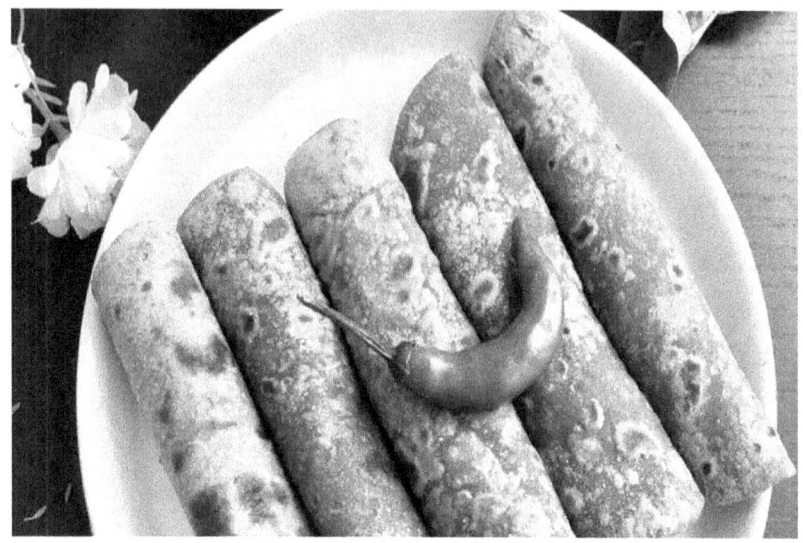

Gör: 20-24

INGREDIENSER:
- 1 kopp vatten
- 3 dl glutenfritt parathamjöl
- 2 dl färsk spenat, putsad och finhackad
- 1 tsk grovt havssalt

INSTRUKTIONER:
a) Blanda det glutenfria mjölet och spenaten i en matberedare.
b) Tillsätt vatten och salt och blanda tills degen blir kladdig.
c) Knåda några minuter på en yta, tills den är slät.
d) Ta en degbit lika stor som en golfboll och rulla den mellan handflatorna.
e) Rulla ut den på en yta efter att ha tryckt den mellan handflatorna för att platta till den något.
f) Koka i en tjock stekpanna i 30 sekunder innan du vänder.
g) Tillsätt olja och koka tills alla sidor är ordentligt bruna.

9. Läkande sprucket vete med cashewnötter

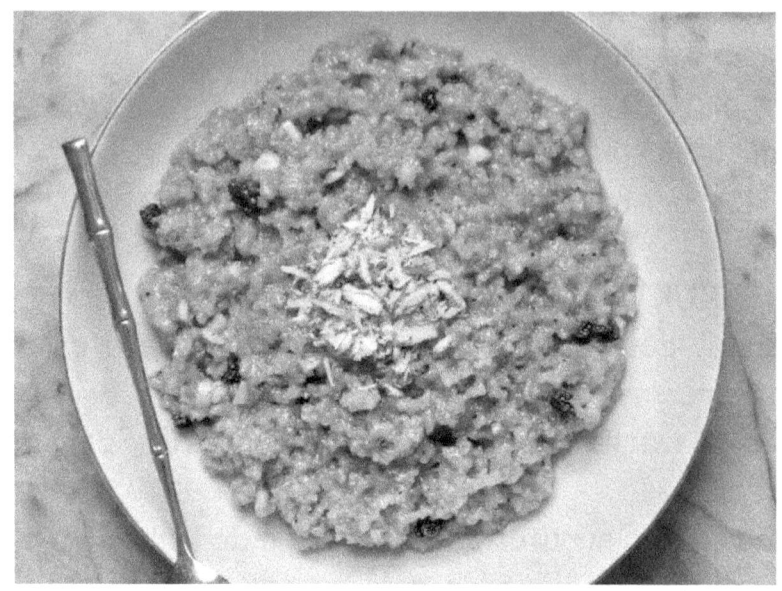

Gör: 3 portioner

INGREDIENSER:
- Saften av 1 citron
- 1 kopp knäckt vete
- ½ gul eller röd lök, skalad och tärnad
- 1 tsk grovt havssalt
- 2 dl kokande vatten
- 1 morot, skalad och tärnad
- 1 matsked olja
- 1 thailändsk, serrano eller cayenne chili,
- ¼ kopp råa cashewnötter, torrrostade
- 1 tsk svarta senapsfrön
- 4 curryblad, grovt hackade
- ½ kopp ärtor, färska eller frysta

INSTRUKTIONER:
a) Torrrosta det knäckta vetet i 7 minuter, eller tills det fått färg.
b) Hetta upp oljan i en stor, tjock kastrull.
c) Tillsätt senapsfröna och koka i 30 sekunder, eller tills de fräser.
d) Fräs curryblad, lök, morot, ärtor och chili i 3 minuter.
e) Tillsätt det knäckta vetet, cashewnötterna och saltet och blanda noggrant.
f) Tillsätt det kokande vattnet till blandningen.
g) Sjud utan lock tills vätskan är helt absorberad.
h) I slutet av tillagningstiden, tillsätt citronsaften.
i) Ställ åt sidan i 15 minuter så att smakerna blandas.

10. Split Gram & Lins Crêpes

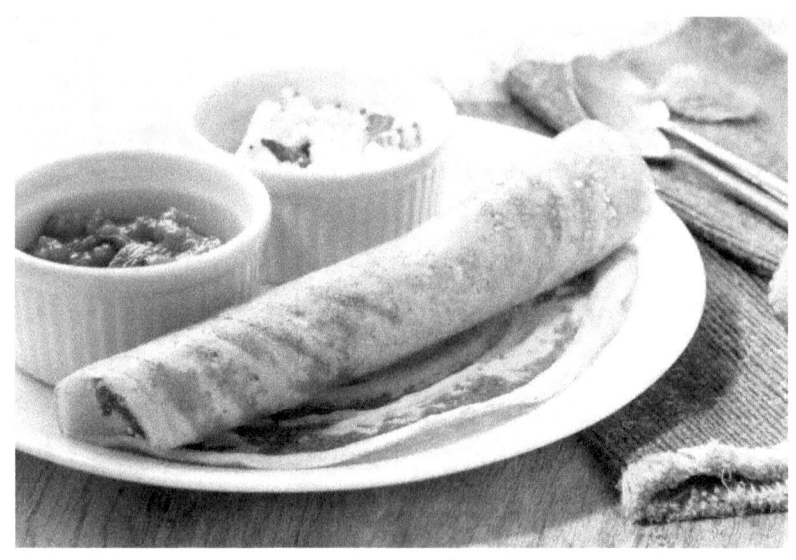

Gör: 3

INGREDIENSER:
- ½ lök, skalad och halverad
- 1 kopp brunt basmatiris, blötlagt
- 2 matskedar delade gram, blötlagda
- ½ tesked bockhornsklöverfrön, blötlagda
- ¼ kopp hela svarta linser med skal, blötlagda
- 1 tsk grovt havssalt, delat
- Olja, för stekning i pannan
- 1½ dl vatten

INSTRUKTIONER:
a) Pulsera linser och ris med vatten.
b) Låt smeten jäsa i 6 till 7 timmar på en lätt varm plats.
c) Värm en stekpanna på medelvärme.
d) Bred ut 1 tsk olja i pannan.
e) När pannan är varm, stick in en gaffel i lökens oskärna, rundade del.
f) Gnid den avskurna hälften av löken fram och tillbaka över din panna medan du håller i gaffelhandtaget.
g) Håll en liten skål med olja på sidan med en sked för senare användning.
h) Häll smeten i mitten av den varma, förvärmda pannan.
i) Gör långsamma rörelser medurs med baksidan av din slev från mitten till den yttre kanten av pannan tills smeten blir tunn och crêpe-liknande.
j) Häll en tunn stråle olja i en cirkel runt smeten med en sked.
k) Koka dosan tills den fått lite färg.

l) Vänd och stek även den andra sidan.
m) Servera med kryddad jeera- eller citronpotatis, kokosnötchutney och sambhar.

11. Läkande kikärtsmjöl Crêpes

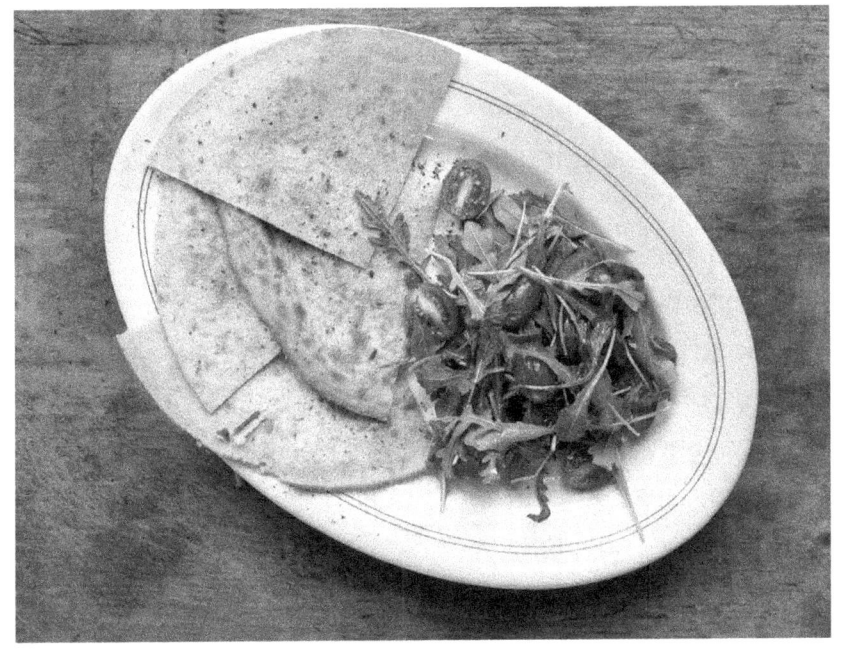

Gör: 8

INGREDIENSER:
- ½ tsk mald koriander
- ½ tsk gurkmejapulver
- 2 gröna thailändska, serrano- eller cayenne-chiles, hackade
- ¼ kopp torkade bockhornsklöver blad
- 2 dl gram mjöl
- 1 tsk rött chilepulver eller cayennepeppar
- Olja, för stekning i pannan
- 1 bit ingefära, skalad och riven eller finhackad
- ½ kopp färsk koriander, hackad
- 1 tsk grovt havssalt
- 1½ dl vatten
- 1 lök, skalad och finhackad

INSTRUKTIONER:
a) I en stor blandningsskål, kombinera grammjölet och vattnet tills det är slätt. Avsätta.
b) Blanda i resten av ingredienserna, förutom oljan.
c) Värm en stekpanna på medelvärme.
d) Bred ut ½ tesked olja över grillen.
e) Häll smeten i mitten av pannan.
f) Bred ut smeten i en cirkulär, medurs rörelse från mitten till utsidan av pannan med baksidan av sleven för att göra en tunn, rund pannkaka.
g) Koka pojken i cirka 2 minuter på ena sidan, vänd den sedan för att tillaga på den andra sidan.

h) Med spateln, tryck ner för att säkerställa att mitten också är genomstekt.
i) Servera med mynta eller persikochutney vid sidan av.

12. Crêpes med ris

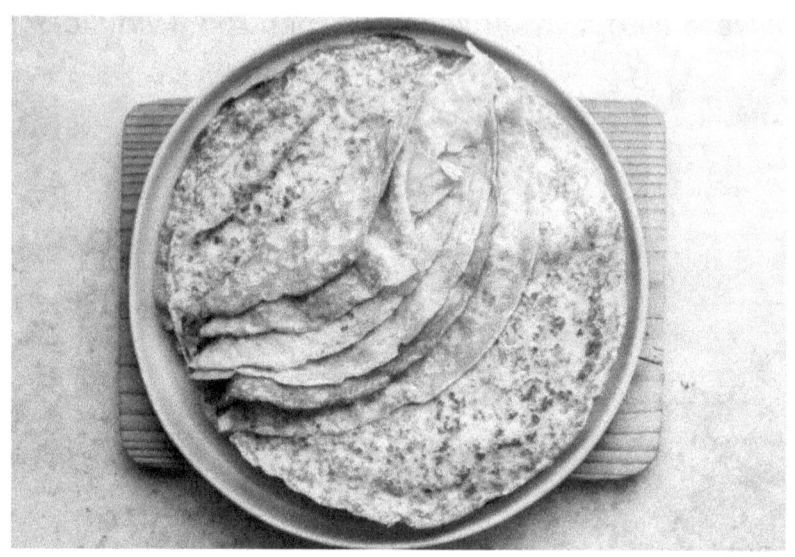

Gör: 6 portioner

INGREDIENSER:
- 3 dl grädde ris
- 2 koppar osötad vanlig sojayoghurt
- 3 koppar vatten
- 1 tsk grovt havssalt
- ½ tesked mald svartpeppar
- ½ tesked rött chilepulver eller cayennepepp
- ½ gul eller röd lök, skalad och fint tärnad
- 1 grön thailändsk, serrano eller cayenne chile, hackad
- Olja, för stekning i pannan, lägg åt sidan i en form
- ½ lök, skalad och halverad

INSTRUKTIONER:
a) Kombinera grädden av ris, yoghurt, vatten, salt, svartpeppar och rött chilipulver i en stor blandningsskål och ställ åt sidan i 30 minuter för att jäsa något.
b) Tillsätt löken och chili och blanda försiktigt.
c) Värm en stekpanna på medelvärme.
d) Värm 1 tsk olja i pannan.
e) När pannan är varm, stick in en gaffel i lökens oskärna, rundade del.
f) Gnid den skurna hälften av löken fram och tillbaka över din panna.
g) Förvara löken med gaffeln insatt för användning mellan doserna.
h) Häll tillräckligt med smet i mitten av din varma, förberedda panna.

i) Gör långsamma rörelser medurs med baksidan av din slev från mitten till den yttre kanten av pannan tills smeten blir tunn och crêpe-liknande.
j) Häll en tunn stråle olja i en cirkel runt smeten med en sked.
k) Koka dosan tills den är lätt brynt och börjar dra sig bort från pannan.
l) Koka även den andra sidan.

13. Masala Tofu Scramble

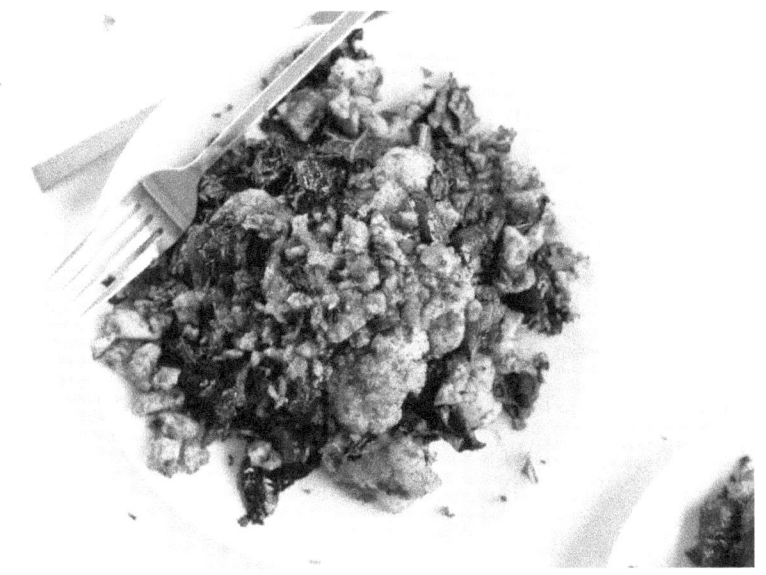

Gör: 2 portioner

INGREDIENSER:
- 14-ounce paket med extra fast organisk tofu, smulad
- 1 matsked olja
- 1 tsk spiskummin
- ½ lök, skalad och finhackad
- 1 bit ingefärsrot, skalad och riven
- 1 grön thailändsk, serrano eller cayenne chile, hackad
- ½ tsk gurkmejapulver
- ½ tesked rött chilepulver eller cayennepepp
- ½ tsk grovt havssalt
- ½ tsk svart salt
- ¼ kopp färsk koriander, hackad

INSTRUKTIONER:
a) Hetta upp oljan i en tung, platt panna på medelvärme.
b) Tillsätt spiskummin och koka i 30 sekunder, eller tills fröna fräser.
c) Tillsätt lök, ingefära, chili och gurkmeja.
d) Koka och bryn i 2 minuter, rör om ofta.
e) Blanda i tofun ordentligt.
f) Krydda med rött chilepulver, havssalt, svart salt och koriander.
g) Kombinera noggrant.
h) Servera med rostat bröd eller insvept i en varm roti eller paratha.

14. Carom frön pannkakor

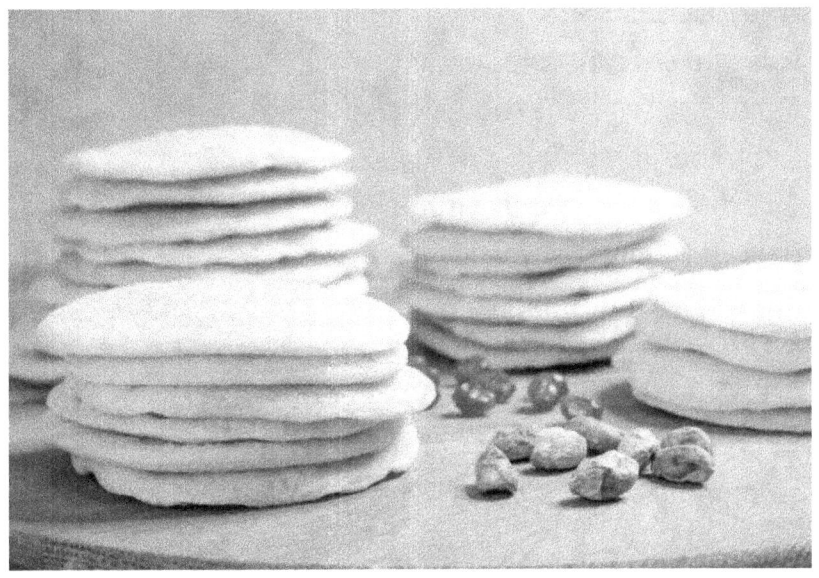

Gör: 4

INGREDIENSER:
- 1 dl glutenfritt mjöl
- 2 matskedar vegetabilisk olja
- 1 kopp sojayoghurt
- $\frac{1}{4}$ rödlök, skalad och finhackad
- Salt att smaka
- Vattna i rumstemperatur efter behov
- $\frac{1}{4}$ tesked bakpulver
- $\frac{1}{4}$ tesked caromfrö
- 1 röd paprika, kärnad och finhackad
- $\frac{1}{2}$ tomat, kärnade och finhackad

INSTRUKTIONER:
a) Kombinera mjöl, sojayoghurt och salt; blanda väl.
b) Tillsätt tillräckligt med vatten för att nå konsistensen av pannkakssmeten.
c) Tillsätt bakpulvret. Avsätta.
d) Kombinera caromfröna, löken, paprikan och tomaterna i en mixerskål.
e) Förvärm en stekpanna med några droppar olja.
f) Placera $\frac{1}{4}$ kopp smet i mitten av grillen.
g) Medan pannkakan fortfarande är fuktig, tillsätt din topping.
h) Ringla några droppar olja över kanterna.
i) Vänd pannkakan och koka i ytterligare 2 minuter.
j) Servera varm.

15. Healing Aprikos & Basilika Smoothie

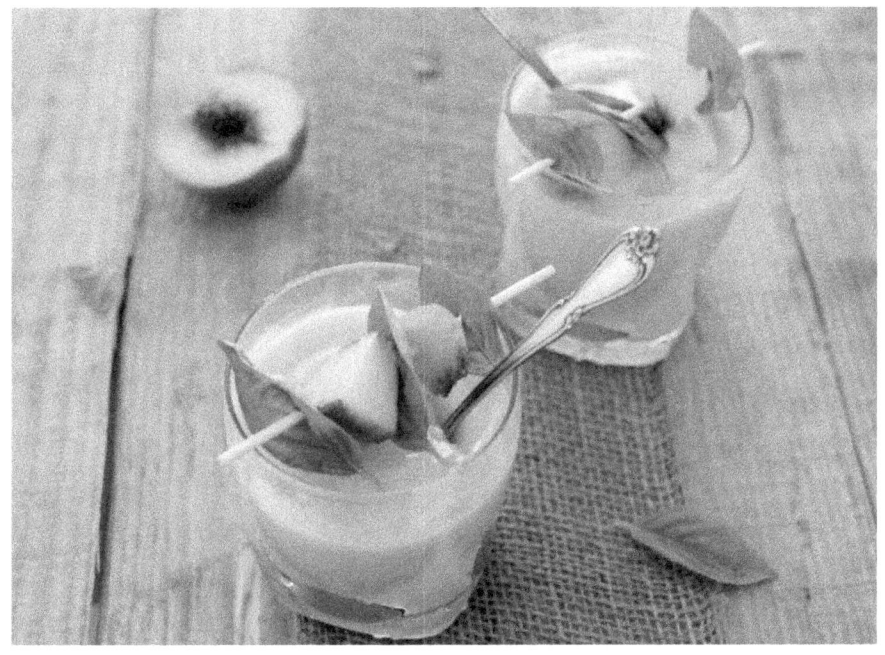

Gör: 1 smoothie

INGREDIENSER
- 4 färska aprikoser
- några blad färsk basilika
- ½ kopp körsbär
- 1 kopp vatten

INSTRUKTIONER
a) Mixa alla ingredienser i en mixer.
b) Njut av.

16. Jaggery pannkakor

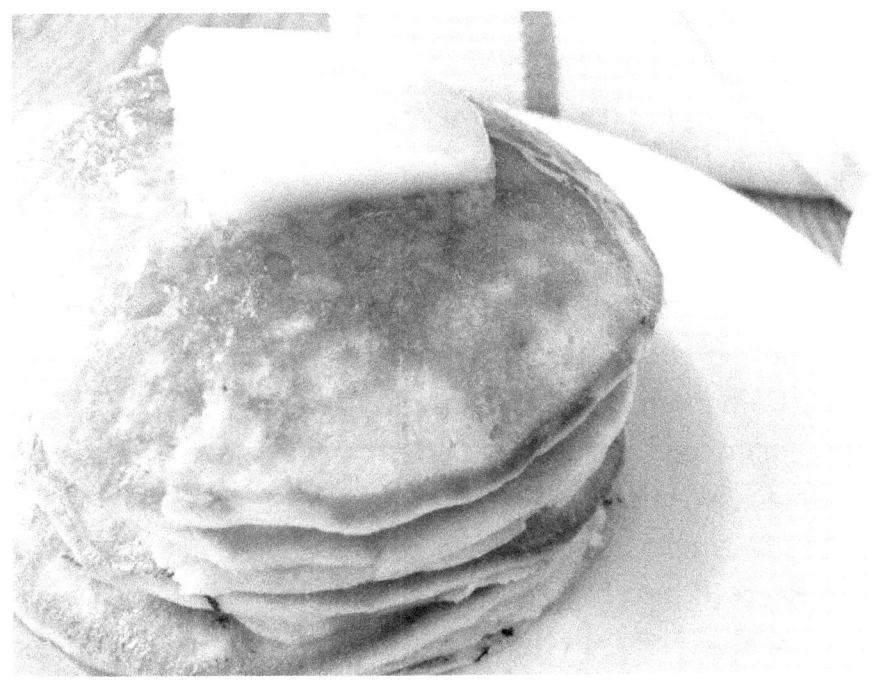

Gör: 8 pannkakor

INGREDIENSER:
- 1 dl glutenfritt mjöl
- ½ kopp jaggery
- ½ tsk fänkålsfrön
- 1 kopp vatten

INSTRUKTIONER:
a) Blanda alla ingredienserna i en stor mixerskål och ställ åt sidan i minst 15 minuter.
b) Värm en lätt oljad stekpanna eller stekpanna på medelvärme.
c) Häll eller ös upp smeten på grillen.
d) Bred ut smeten något med baksidan av sleven i medurs rörelse från mitten utan att tunna ut den för mycket.
e) Bryn på båda sidor och servera genast.

17. Valnötsgröt

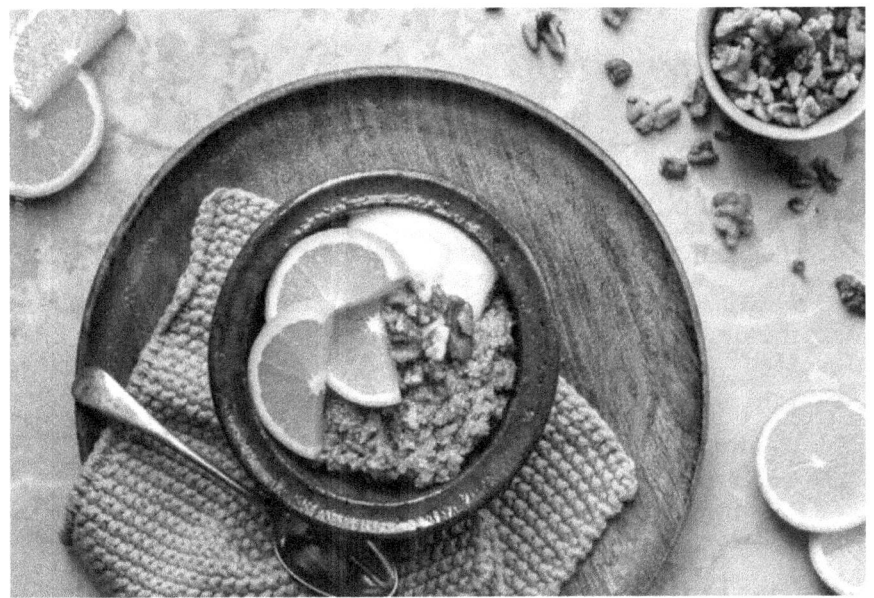

Gör: 5

INGREDIENSER:
- $\frac{1}{2}$ kopp pekannötter
- $\frac{1}{2}$ kopp mandel
- $\frac{1}{4}$ kopp solrosfrön
- $\frac{1}{4}$ kopp chiafrön
- $\frac{1}{4}$ kopp osötade kokosflingor
- 4 koppar osötad mandelmjölk
- $\frac{1}{2}$ tsk kanelpulver
- $\frac{1}{4}$ tesked ingefärapulver
- 1 tsk pulveriserad stevia
- 1 msk mandelsmör

INSTRUKTIONER:
a) Mixa pekannötter, mandel och solrosfrön i en matberedare.
b) Tillsätt nötblandningen, chiafrön, kokosflingor, mandelmjölk, kryddor och stevia i en stekpanna och låt koka upp försiktigt ; sjuda i 20 minuter.
c) Servera med en klick mandelsmör.

18. Kanelquinoa med persikor

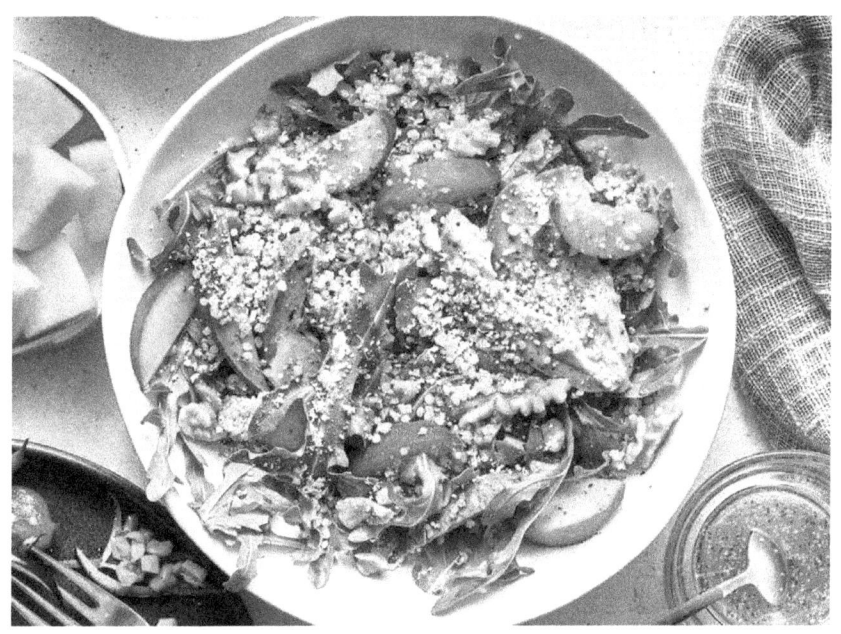

Gör: 6

INGREDIENSER:
- Matlagningsspray
- 2 ½ dl vatten
- ½ tsk mald kanel
- 1½ koppar fettfri halv-och-halva
- 1 dl okokt quinoa, sköljd, avrunnen
- ¼ kopp socker
- 1½ tsk vaniljextrakt
- 2 koppar frysta, osötade persikoskivor
- ¼ kopp hackade pekannötter, torrrostade

INSTRUKTIONER:
a) Bestryk en slow cooker med matlagningsspray.
b) Fyll på med vatten och koka quinoa och kanel i 2 timmar på låg nivå.
c) I en separat skål, vispa samman halv-och-halva, socker och vaniljessens.
d) Häll quinoan i skålar.
e) Lägg persikorna ovanpå följt av halv-och-halv-blandningen och persikor.

19. Quinoagröt

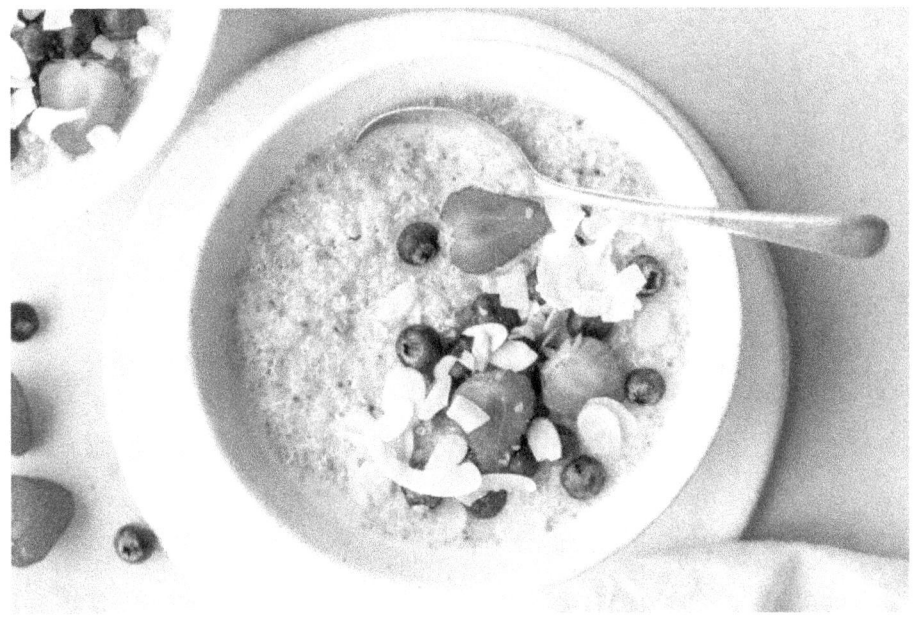

Gör: 1

INGREDIENSER:
- 2 koppar vatten
- ½ tsk ekologiskt vaniljextrakt
- ½ kopp kokosmjölk
- 1 dl okokt röd quinoa, sköljd och avrunnen
- ¼ tesked färskt citronskal, fint rivet
- 10-12 droppar flytande stevia
- 1 tsk mald kanel
- ½ tesked mald ingefära
- ½ tesked mald muskotnöt
- Nypa mald kryddnejlika
- 2 msk mandel, hackad

INSTRUKTIONER:
a) Blanda quinoa, vatten och vaniljextrakt i en stekpanna och låt koka upp.
b) Sänk till låg värme och låt sjuda i cirka 15 minuter .
c) Tillsätt kokosmjölken, citronskalet, stevian och kryddorna i stekpannan med quinoan och rör om.
d) Ta quinoan från värmen och fluffa genast med en gaffel.
e) Fördela quinoablandningen jämnt mellan serveringsskålar.
f) Servera med en garnering av hackad mandel.

20. Läkande te

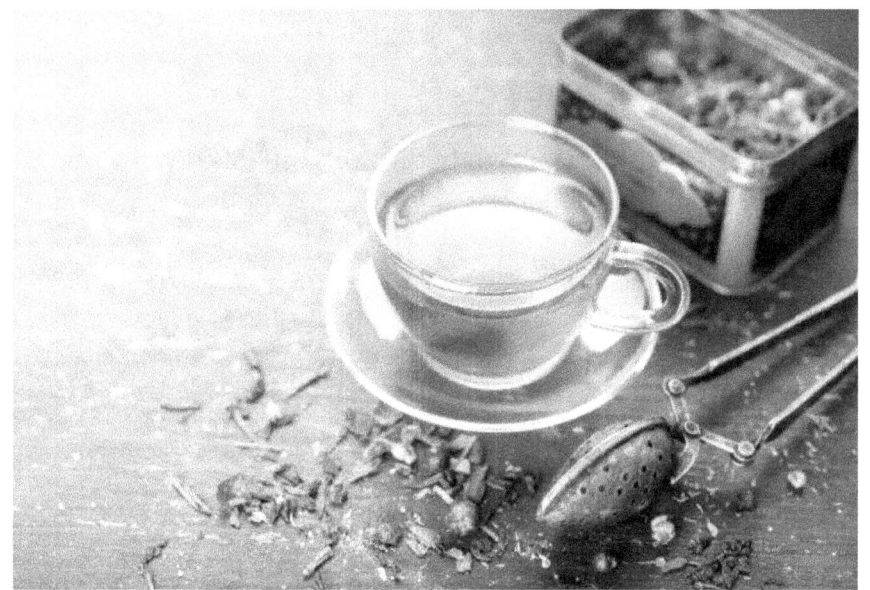

Gör: 2 portioner

INGREDIENSER:
- 10 uns vatten
- 3 hela nejlikor
- 4 hela gröna kardemummaskidor, spruckna
- 4 hela svartpepparkorn
- $\frac{1}{2}$ kanelstång
- $\frac{1}{4}$ tesked svart te
- $\frac{1}{2}$ kopp sojamjölk
- 2 skivor färsk ingefära

INSTRUKTIONER:
a) Koka upp vattnet och tillsätt sedan kryddorna.
b) Täck över och koka i 20 minuter innan du tillsätter svart te.
c) Efter några minuter, tillsätt sojamjölken och låt den koka upp igen.
d) Sila den och söta den med honung.

21. Kronärtskocka vatten

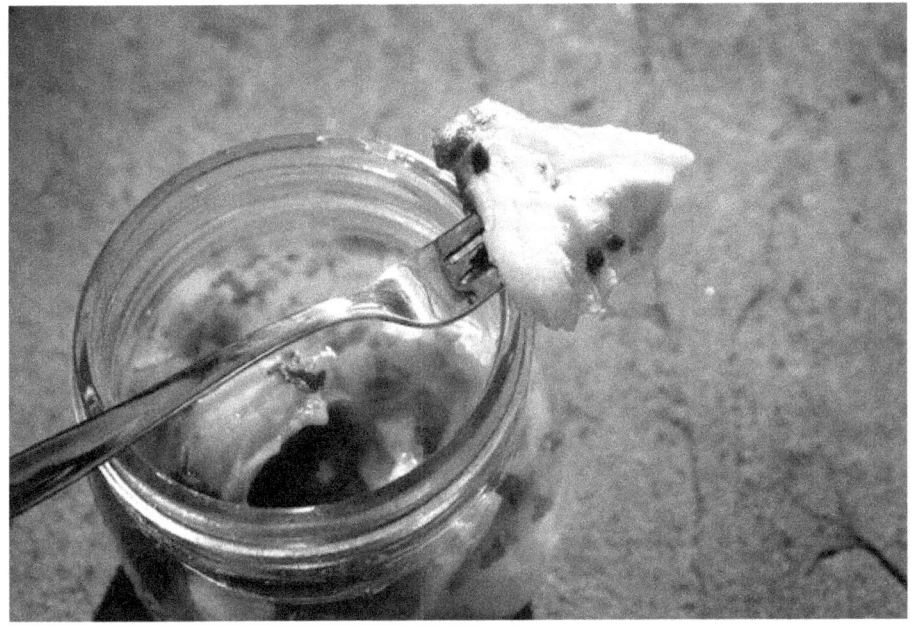

Gör: 2 portioner

INGREDIENSER:
- 2 kronärtskockor, stjälkar avskurna och putsade

INSTRUKTIONER:
a) Koka upp en stor kastrull med vatten.
b) Tillsätt kronärtskockor och låt koka i 30 minuter.
c) Ta bort kronärtskockorna och ställ dem åt sidan till senare.
d) Låt vattnet svalna innan du dricker en kopp av det.

22. Gyllene mandel- och gurkmejamjölk

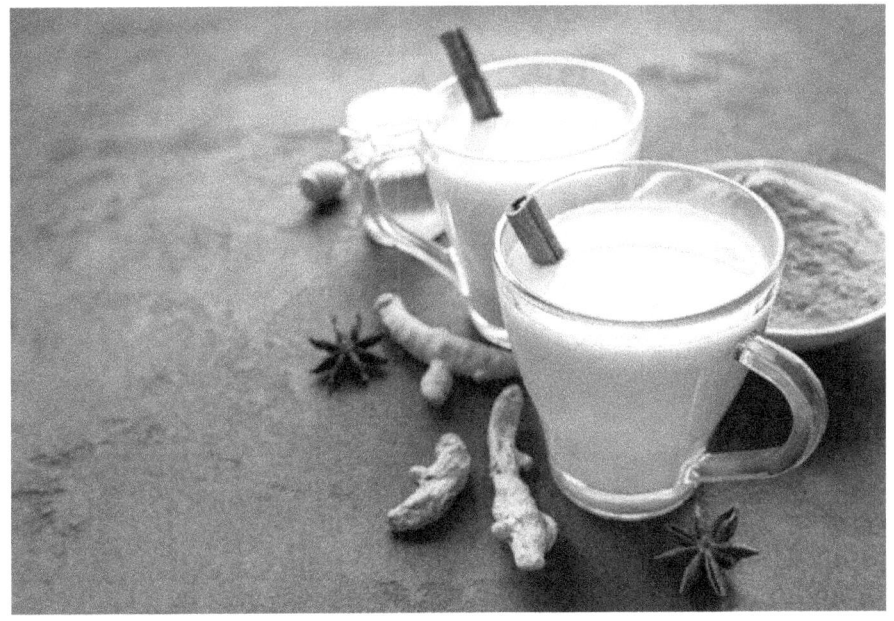

Gör: 2 portioner

INGREDIENSER:
- $\frac{1}{8}$ tesked gurkmeja
- $\frac{1}{4}$ kopp vatten
- 8 uns mandelmjölk
- 2 matskedar rå mandelolja
- Honung efter smak

INSTRUKTIONER:
a) Sjud gurkmeja i vatten i 8 minuter.
b) Koka upp mandelmjölken och mandeloljan.
c) Ta bort från värmen så fort det börjar koka.
d) Blanda de två blandningarna.
e) Söta med honung.

aptitretare och snacks

23. Okra och gurkabett

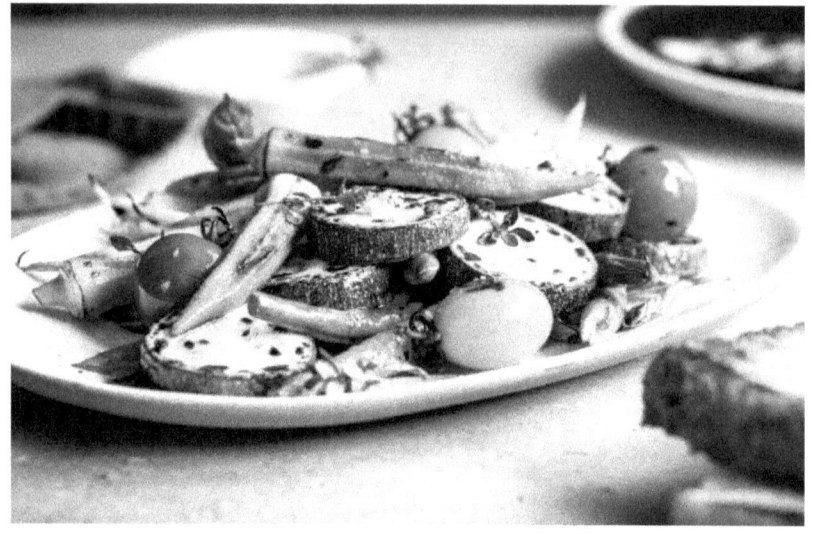

Gör: 4

INGREDIENSER:
- 1½ pund, okra, sköljd, skaftad och skivad på längden
- 1 gurka, skivad
- 1 tsk rött chilipulver
- ½ tesked varm kryddblandning
- 1 tsk torrt mangopulver
- 3 ½ msk kikärtsmjöl
- 2 koppar vegetabilisk olja
- 1 tsk Chaat Spice Mix
- Bordssalt, efter smak

INSTRUKTIONER:
a) Kombinera det röda chilipulvret, kryddblandningen och torrt mangopulver i en skål.
b) Strö okran med denna blandning.
c) Fördela kikärtsmjölet ovanpå okran.
d) Kasta noggrant för att belägga varje del lätt och jämnt.
e) Värm vegetabilisk olja i en djup panna till 370° tills rökning.
f) Tillsätt okran i omgångar och fritera i 4 minuter, eller tills den fått fin färg.
g) Ta bort med en hålslev och låt rinna av på hushållspapper
h) Strö över okran och gurkan med kryddblandningen.
i) Blanda ihop allt och smaka av med salt.

24. Sötpotatis med tamarind

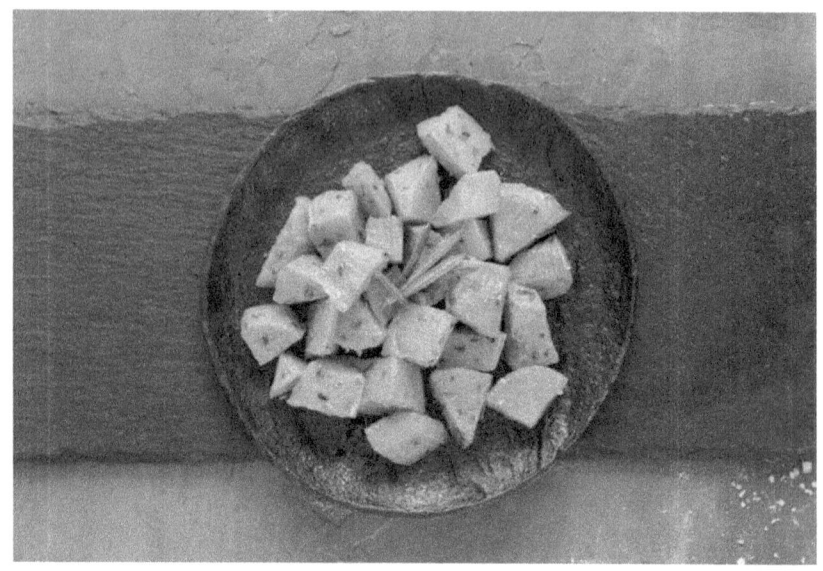

Gör: 4

INGREDIENSER:
- 1 msk färsk citronsaft
- 4 sötpotatisar, skalade och tärnade
- ¼ tesked svart salt
- 1½ msk tamarindchutney
- ½ tsk spiskummin, rostade och grovt stansade

INSTRUKTIONER:
a) Koka sötpotatis i 7 minuter i saltat vatten tills den är mjuk.
b) Låt rinna av och ställ åt sidan för att svalna.
c) Blanda alla ingredienser i en mixerskål och blanda försiktigt.
d) Servera i skålar med tandpetare i den tärnade sötpotatisen.

25. Mandelstänger

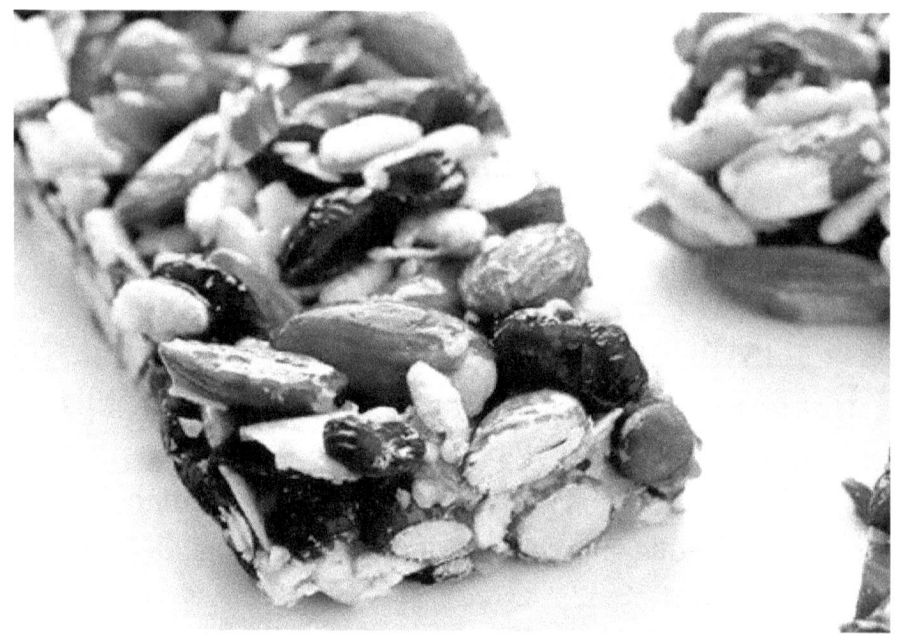

Gör: 4 barer

INGREDIENSER:
- 1½ dl mandel
- 3 datum
- 5 aprikoser, blötlagda
- 1 tsk kanel
- ½ dl riven kokos
- 1 nypa kardemumma
- 1 nypa ingefära

INSTRUKTIONER:
a) Mal mandeln till fint mjöl i en matberedare.
b) Tillsätt kokos och kryddor och blanda igen.
c) Blanda i dadlar och aprikoser tills de är väl blandade.
d) Skär i rektangulära stänger.

26. Fikon fyllda päron

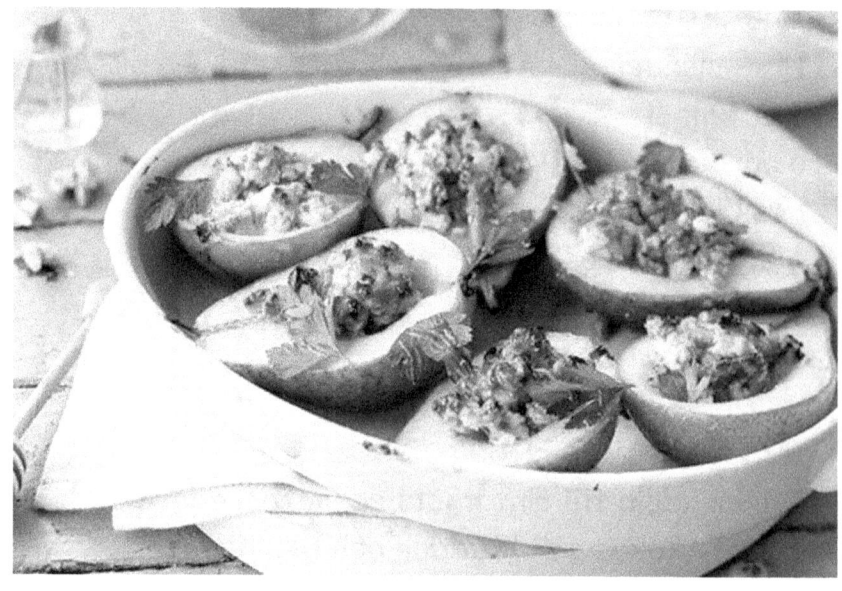

Gör: 2 portioner

INGREDIENSER:
- 5 fikon, blötlagda
- ½ tsk kanel
- 1 nypa muskotnöt
- ½ kopp blötläggningsvatten från fikon
- 1 bit färsk ingefära, riven
- 1 päron
- ¼ kopp valnötter
- 2 tsk citronsaft

INSTRUKTIONER:
a) Pulsera valnötterna i en matberedare.
b) Tillsätt fikonen och blanda igen.
c) Blanda i resten av ingredienserna tills det är väl blandat.
d) Skiva päronet och fördela blandningen ovanpå.

27. Kryddbollar

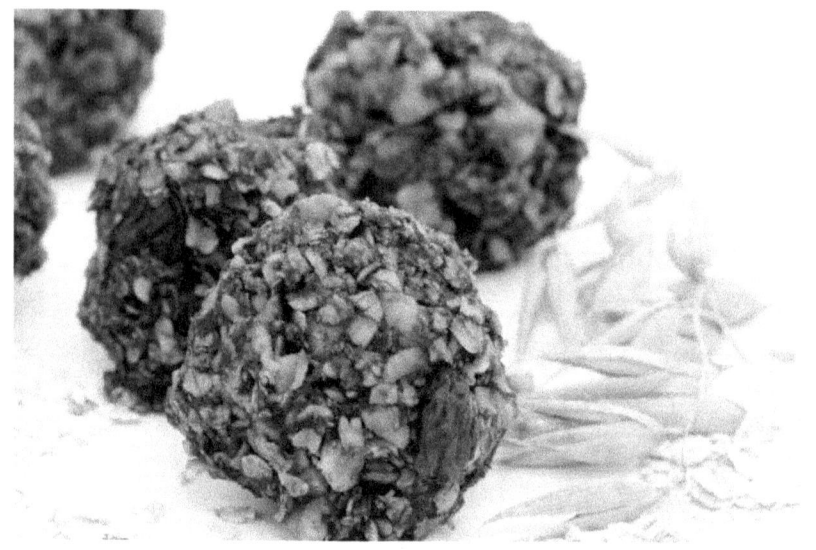

Gör: 10-15 bollar

INGREDIENSER:
- 2 tsk malda kryddnejlika
- 1½ dl solrosfrön
- ¼ kopp kokosolja, smält
- 2 matskedar kanel
- 1 knapp kopp mandel
- 1¾ kopp russin, blötlagda
- ½ kopp pumpafrön
- 2 tsk mald ingefära
- en nypa salt

INSTRUKTIONER:
a) Pulsera mandeln, solrosfrön och pumpafrön i en matberedare.
b) Bearbeta igen efter att ha tillsatt kryddor och salt.
c) Blanda i den varma smälta kokosen och russinen tills de är väl blandade.
d) Pressa till bollar och kyl.

28. Selleri mellanmål

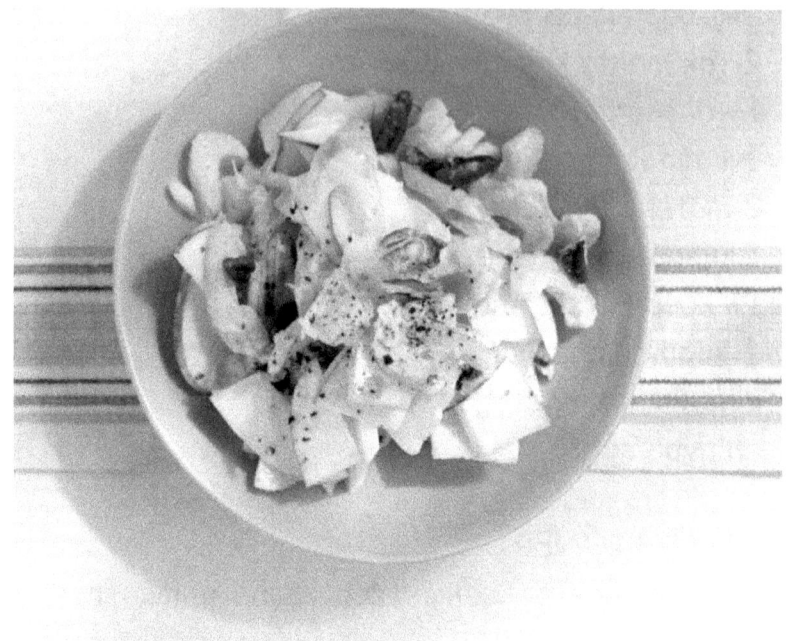

Gör: 1 portion

INGREDIENSER:
- ¼ kopp valnötter, blötlagda och hackade
- 1 äpple, skuret i lagom stora bitar
- 1 stjälkselleri, skuren i lagom stora bitar

INSTRUKTIONER:
a) Blanda alla ingredienser.

29. Spirulina bollar

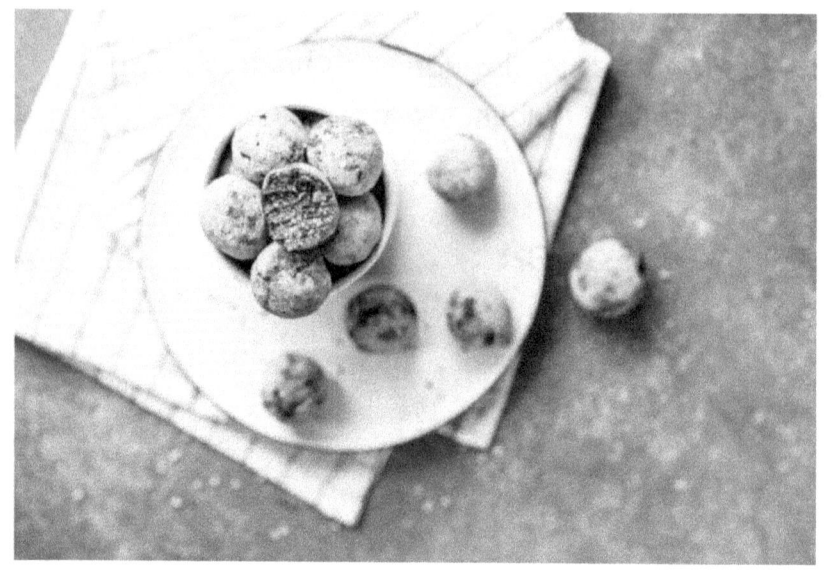

Gör: 10-15 bollar

INGREDIENSER:
- rivet citronskal från 2 citroner
- 3 dl hasselnötter
- 1 msk spirulinapulver
- 1½ dl russin, blötlagda
- 2 msk kokosolja

INSTRUKTIONER:
a) I en matberedare, mal hasselnötterna tills de är finmalda.
b) Tillsätt russinen och bearbeta dem en gång till.
c) Tillsätt kokosolja, citronskal och spirulinapulver.
d) Rulla till lagom stora bollar.

30. P, P och P mellanmål

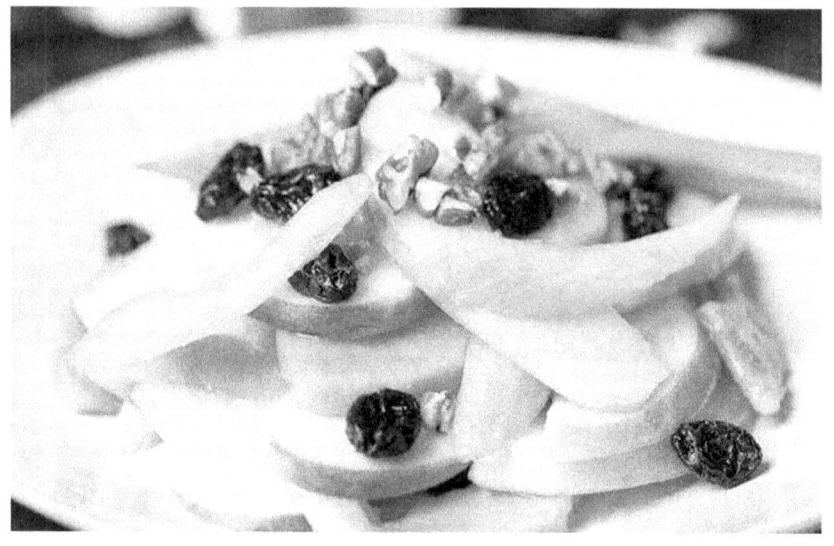

Gör: 1 portion

INGREDIENSER:
- ¼ papaya, hackad
- ¼ kopp pekannötter, hackade
- 1 päron, hackat

INSTRUKTIONER:
a) Blanda alla ingredienser i en skål.

31. Lökkex

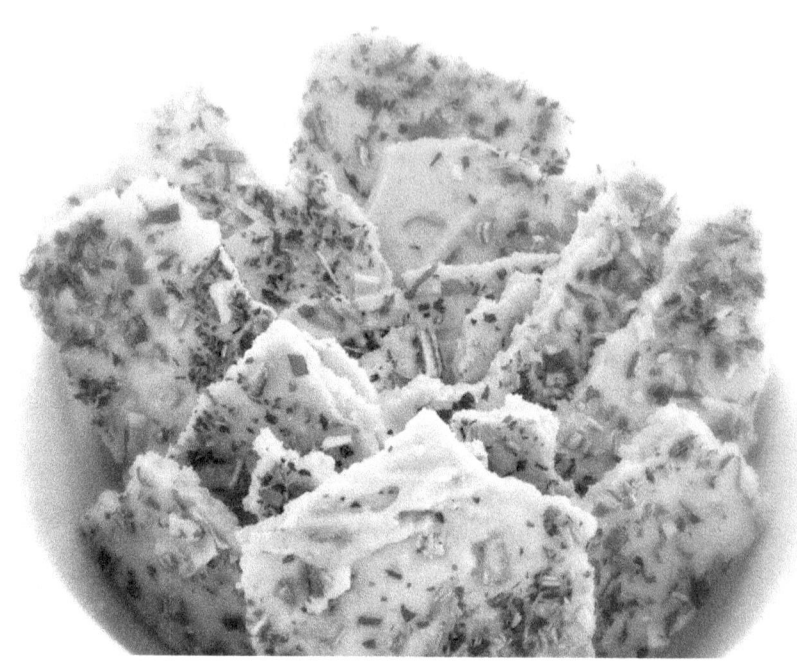

Gör: 3 portioner

INGREDIENSER:
- 1½ dl pumpafrön
- 1 rödlök, tärnad i små
- ½ kopp linfrö, blötlagd i 1 kopp vatten i 4 timmar

INSTRUKTIONER:
a) Pulsera pumpafrön i en matberedare tills de är finhackade.
b) Blanda i lin och rödlök.
c) Bred ut i ett tunt och jämnt lager på bakplåtspapper.
d) Dehydrera i 10 timmar, vänd efter 5 timmar.
e) Skär i kexstora bitar.

32. Gul blomkål, pepparsallad

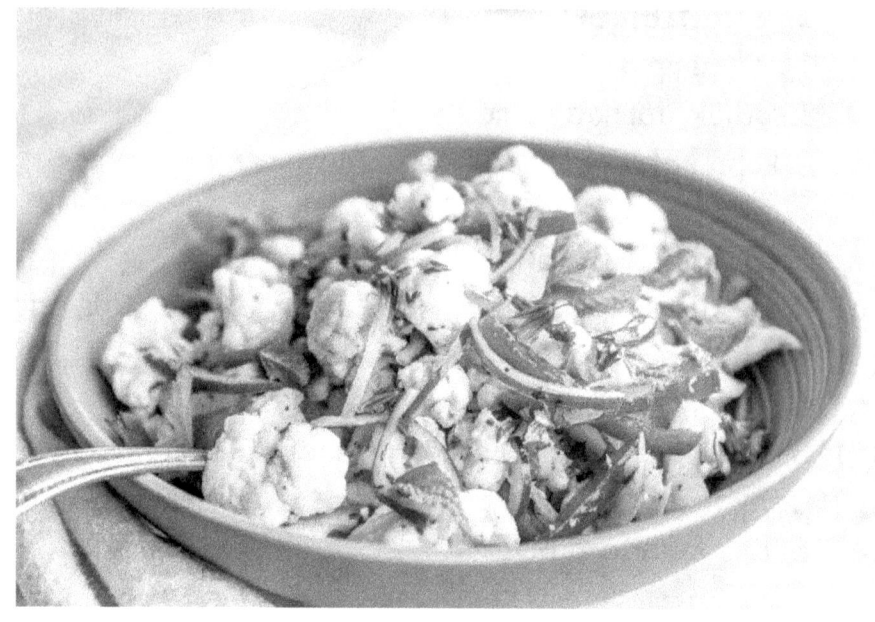

Gör: 2 portioner

INGREDIENSER:
- en nypa salt
- 2 msk curry
- 1 gul paprika
- 1 blomkålshuvud, skuren i buketter
- 1 msk olivolja
- 2 tsk limejuice
- 1¼ uns ärtskott
- ¾ kopp solrosfrön
- 1 avokado

INSTRUKTIONER:
a) Pulsera blomkålsbuketter i en matberedare tills de är fint hackade.
b) Tillsätt limejuice, salt, olivolja och curry och bearbeta tills det är väl blandat.
c) Lägg i en skål.
d) Skär paprikan i bitar och kombinera dem med blomkål, ärtskott och solroskärnor.
e) Servera med avokadoskivor.

33. Kryddade spishällspopcorn

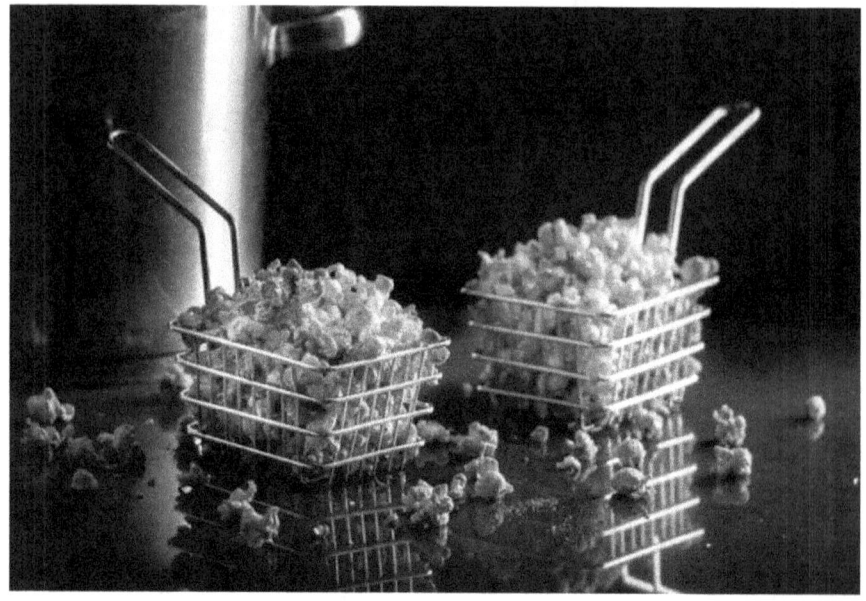

Gör: 10 portioner

INGREDIENSER:
- 1 matsked olja
- 1 tsk garam masala
- ½ kopp okokta popcornkärnor
- 1 tsk grovt havssalt

INSTRUKTIONER:
a) Hetta upp oljan i en djup, tung panna på medelvärme.
b) Rör ner popcornkärnorna.
c) Sjud i 7 minuter med pannan täckt.
d) Stäng av värmen och låt popcornen stå i 3 minuter med locket på.
e) Tillsätt salt och masala efter smak.

34. Masala Papad

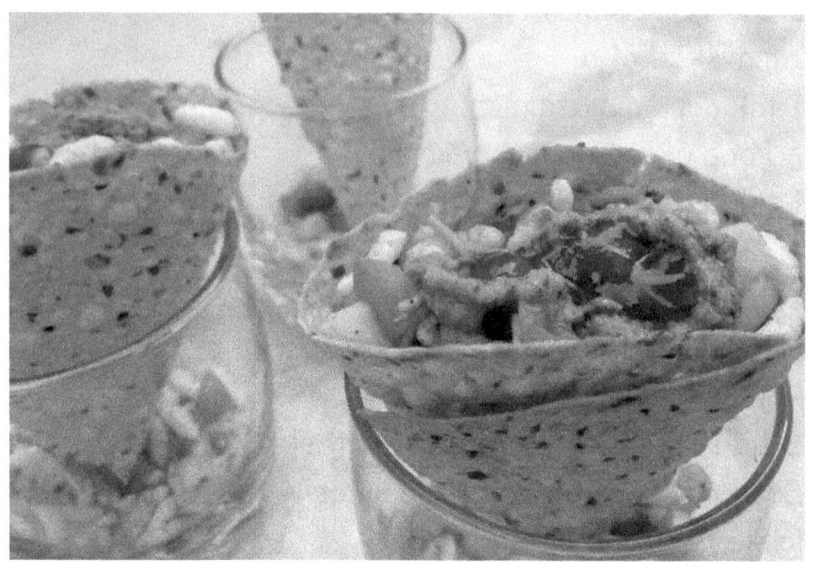

Gör: 6–10 wafers

INGREDIENSER:
- 1 rödlök, skalad och finhackad
- 2 tomater, tärnade
- 1 tsk Chaat Masala
- 1 paket köpt papad
- 1 grön thailändsk chili, stjälkarna borttagna, fint skivade
- Rött chilipulver eller cayenne, efter smak
- 2 matskedar olja

INSTRUKTIONER:
a) Använd en tång och värm en papad i taget på spishällen.
b) Lägg papaderna på en bricka.
c) Pensla varje papad lätt med olja.
d) Blanda löken, tomaterna och chili i en skål.
e) Lägg 2 matskedar av lökblandningen ovanpå varje papad.
f) Strö varje papad med chaat masala och rött chilepulver.

35. Rostade Masala nötter

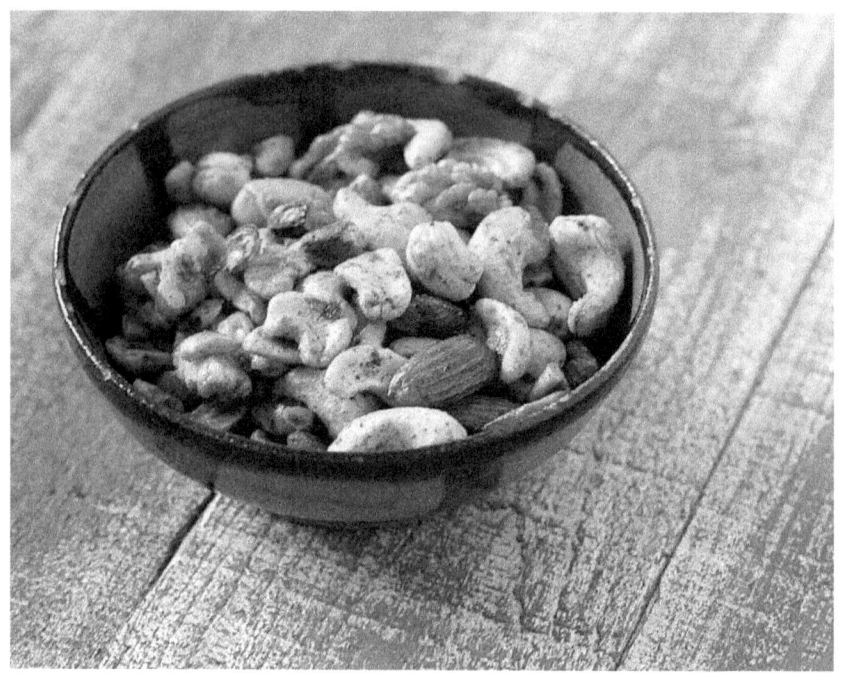

Gör: 4 portioner

INGREDIENSER:

- 2 koppar råa mandlar
- 1 msk garam masala
- 2 koppar råa cashewnötter
- 1 tsk grovt havssalt
- ¼ kopp gyllene russin
- 1 matsked olja

INSTRUKTIONER:

a) Värm ugnen till 425°F med en ugnsgaller i översta läget.
b) I en stor blandningsskål, kombinera alla ingredienser utom russinen och rör tills nötterna är jämnt belagda.
c) Lägg nötblandningen på den förberedda bakplåten i ett enda lager.
d) Grädda i 10 minuter, blanda försiktigt halvvägs.
e) Låt blandningen svalna i minst 20 minuter efter att du har tillsatt russinen.

36. Chai-kryddade rostade mandlar och cashewnötter

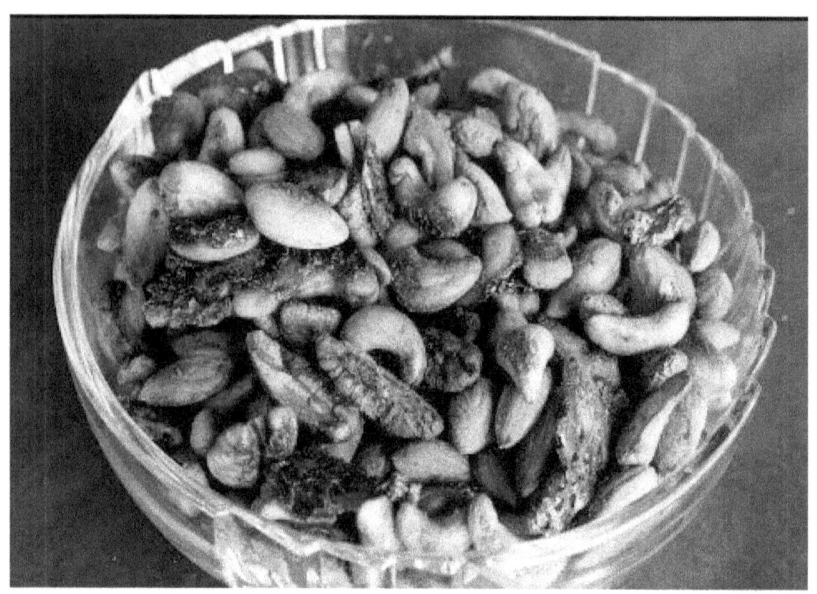

Gör: 4 portioner

INGREDIENSER:

- 2 koppar råa mandlar
- ½ tsk grovt havssalt
- 1 matsked Chai Masala
- 2 koppar råa cashewnötter
- 1 msk jaggery eller farinsocker
- 1 matsked olja

INSTRUKTIONER:

a) Värm ugnen till 425°F med en ugnsgaller i översta läget.
b) Blanda alla ingredienser i en mixerskål.
c) Lägg nötblandningen på den förberedda bakplåten i ett enda lager.
d) Grädda i 10 minuter, rör om halvvägs.
e) Ställ åt sidan i 20 minuter för att svalna.

37. Kryddig kikärts poppers

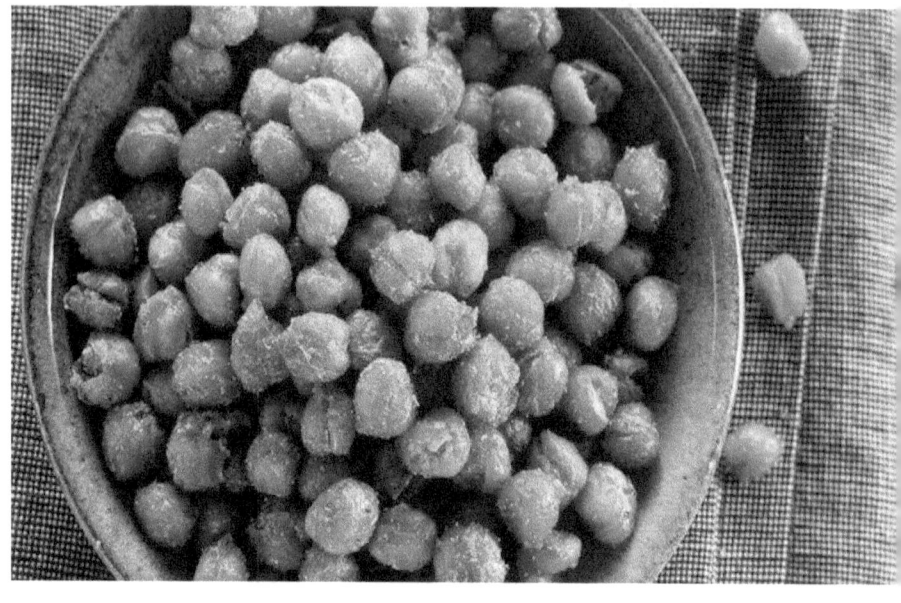

Gör: 4 portioner

INGREDIENSER:

- 2 matskedar olja
- 1 msk garam masala
- 2 tsk grovt havssalt
- 4 dl kokta kikärter, sköljda och avrunna
- 1 tsk rött chilipulver

INSTRUKTIONER:
a) Värm ugnen till 425°F med en ugnsgaller i översta läget.
b) Blanda försiktigt alla ingredienserna i en mixerskål.
c) Lägg de kryddade kikärtorna på en plåt i ett enda lager.
d) Grädda i 15 minuter.
e) Blanda försiktigt så att kikärtorna kokar jämnt och koka i ytterligare 10 minuter.
f) Ställ åt sidan i 15 minuter för att svalna.
g) Krydda med rött chilipulver, cayennepeppar eller paprika.

38. Bakade grönsaksrutor

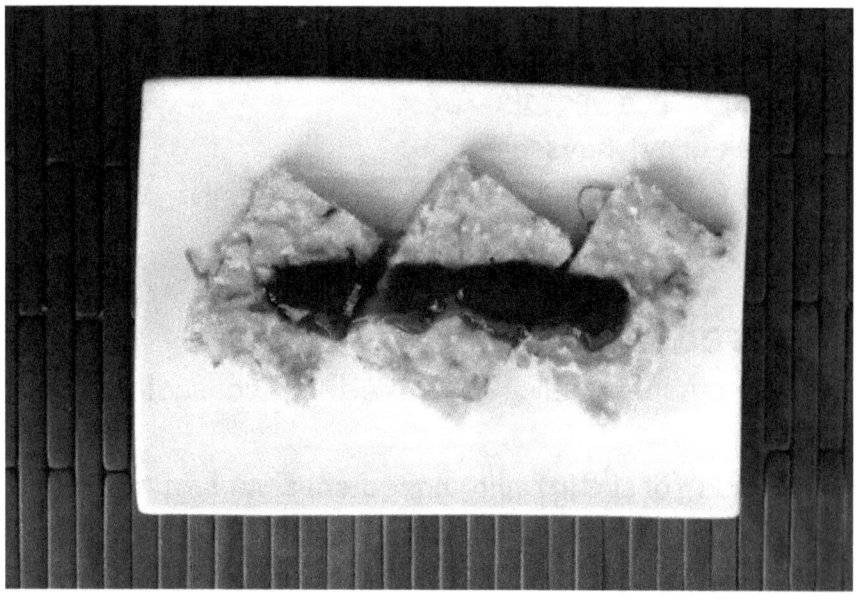

Gör: 25 kvadrater

INGREDIENSER:

- 1 dl riven blomkål
- ½ gul eller röd lök, skalad och tärnad
- 2 dl riven vitkål
- 1 bit ingefära, skalad och riven eller finhackad
- 1 tsk rött chilepulver eller cayennepeppar
- ¼ tesked bakpulver
- ¼ kopp olja
- 1 dl riven zucchini
- 4 gröna thailändska, serrano- eller cayenne-chiles, hackade
- ¼ kopp malen färsk koriander
- ½ potatis, skalad och riven
- 3 koppar gram mjöl
- ½ 12-ounce paket silken tofu
- 1 msk grovt havssalt
- 1 tsk gurkmejapulver

INSTRUKTIONER:

a) Värm ugnen till 350 grader Fahrenheit.
b) Förvärm en fyrkantig bakpanna.
c) Kombinera kål, blomkål, zucchini, potatis, lök, ingefära, chili och koriander i en mixerskål.
d) Blanda i grammjölet långsamt tills det är väl blandat.
e) Mixa tofun i en matberedare tills den är slät.

f) Till grönsaksblandningen, tillsätt den blandade tofun, salt, gurkmeja, röd chilipulver, bakpulver och olja. Blanda.
g) Häll blandningen i bakformen som har förberetts.
h) Grädda i 50 minuter.
i) Låt svalna i 10 minuter innan du skär i rutor.
j) Servera med önskad chutney.

39. Kryddiga sötpotatisbiffar

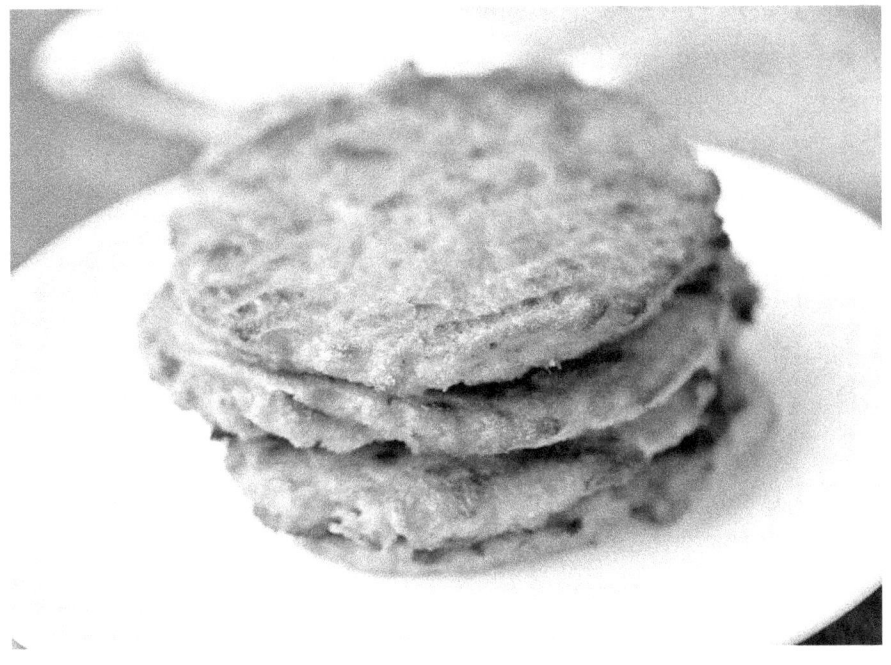

Gör: 10 biffar

INGREDIENSER:
- ½ kopp gram mjöl
- 1 sötpotatis, skalad och tärnad
- ½ gul eller röd lök, skalad och fint tärnad
- 1 msk citronsaft
- Hackad färsk persilja eller koriander, till garnering
- 1 tsk gurkmejapulver
- 1 tsk mald koriander
- 1 tsk garam masala
- 3 matskedar olja, delad
- 1 bit ingefära, skalad och riven eller finhackad
- 1 tsk spiskummin
- 1 tsk rött chilepulver eller cayennepeppar
- 1 dl ärtor, färska eller frysta
- 1 grön thailändsk, serrano eller cayenne chile, hackad
- 1 tsk grovt havssalt

INSTRUKTIONER:
a) Ångkoka potatisen i 7 minuter, eller tills den är mjuk.
b) Bryt försiktigt ner den med en potatisstöt.
c) Hetta upp 2 matskedar av oljan i en ytlig stekpanna på medelvärme.
d) Tillsätt spiskummin och koka i 30 sekunder, eller tills det fräser.
e) Tillsätt lök, ingefära, gurkmeja, koriander, garam masala och rött chilepulver.
f) Koka i ytterligare 3 minuter, eller tills de är mjuka.

g) Låt blandningen svalna.
h) När blandningen har svalnat, tillsätt den till potatisen, tillsammans med ärtorna, grön chili, salt, grammjöl och citronsaft.
i) Blanda noga med händerna.
j) Forma blandningen till biffar och lägg dem på en plåt.
k) Värm den återstående 1 msk olja i en tjock panna på medelvärme.
l) Koka biffarna i omgångar i 3 minuter per sida.
m) Servera, garnerad med färsk persilja eller koriander.

HUVUDRÄTT: GRÖNSAKER

40. Kryddad tofu och tomater

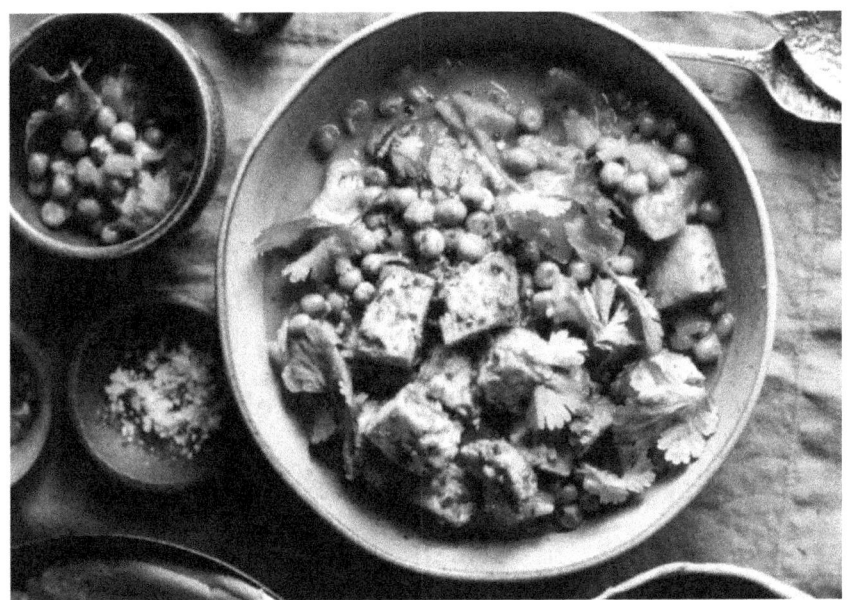

Gör: 4 portioner

INGREDIENSER:

- 2 matskedar olja
- 1 matsked spiskummin
- 1 tsk gurkmejapulver
- 1 röd eller gul lök, skalad och finhackad
- 1 bit ingefära, skalad och riven eller finhackad
- 6 vitlöksklyftor, skalade och rivna eller hackade
- 2 tomater, skalade och hackade
- 4 gröna thailändska, serrano- eller cayenne-chiles, hackade
- 1 msk tomatpuré
- Två 14-ounce förpackningar med extra fast ekologisk tofu, bakad och i tärningar
- 1 msk garam masala
- 1 matsked torkade bockhornsklöver blad, lätt krossade för hand för att frigöra sin smak
- 1 kopp vatten
- 2 tsk grovt havssalt
- 1 tsk rött chilepulver eller cayennepeppar
- 2 gröna paprikor, kärnade och tärnade

INSTRUKTIONER:

a) Hetta upp oljan i en tjock panna på medelvärme.
b) Tillsätt spiskummin och gurkmeja.
c) Koka i 30 sekunder, eller tills fröna fräser.
d) Tillsätt lök, ingefära och vitlök.

e) Koka, rör om då och då, i 2 till 3 minuter, eller tills det är lätt brunt.
f) Tillsätt tomater, chili, tomatpuré, garam masala, bockhornsklöver, vatten, salt och rött chilipulver.
g) Sjud utan lock i 8 minuter.
h) Koka i ytterligare 2 minuter efter att du har tillsatt paprikan.
i) Vänd försiktigt ner tofun.
j) Koka i ytterligare 2 minuter, eller tills den är genomvärmd.

41. Spikummin Potatis Hash

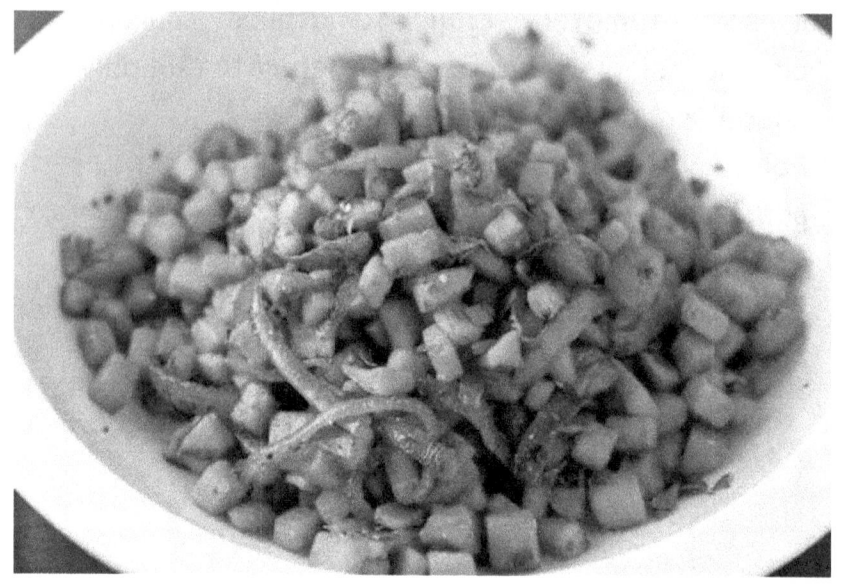

Gör: 4 portioner

INGREDIENSER:
- 1 msk spiskummin
- 1 matsked olja
- ½ tsk mangopulver
- 1 grön thailändsk, serrano eller cayenne chili, stjälkarna borttagna, tunt skivade
- ¼ kopp malen färsk koriander, hackad
- 1 lök, skalad och tärnad
- ½ tesked asafoetida
- ½ tsk gurkmejapulver
- 1 bit ingefära, skalad och riven eller finhackad
- Saften av ½ citron
- 3 kokta potatisar, skalade och tärnade
- 1 tsk grovt havssalt

INSTRUKTIONER:
a) Hetta upp oljan i en djup, tung panna på medelvärme.
b) Tillsätt spiskummin, asafoetida, gurkmeja och mangopulver.
c) Koka i 30 sekunder, eller tills fröna fräser.
d) Tillsätt löken och ingefärsroten och koka i ytterligare en minut, rör hela tiden för att undvika att fastna.
e) Tillsätt potatisen och salt.
f) Koka tills potatisen är genomvärmd.
g) Garnera med chili, koriander och citronsaft på toppen.
h) Servera med roti eller naan eller rullad i en besan poora eller dosa.

42. Senapsfröpotatishash

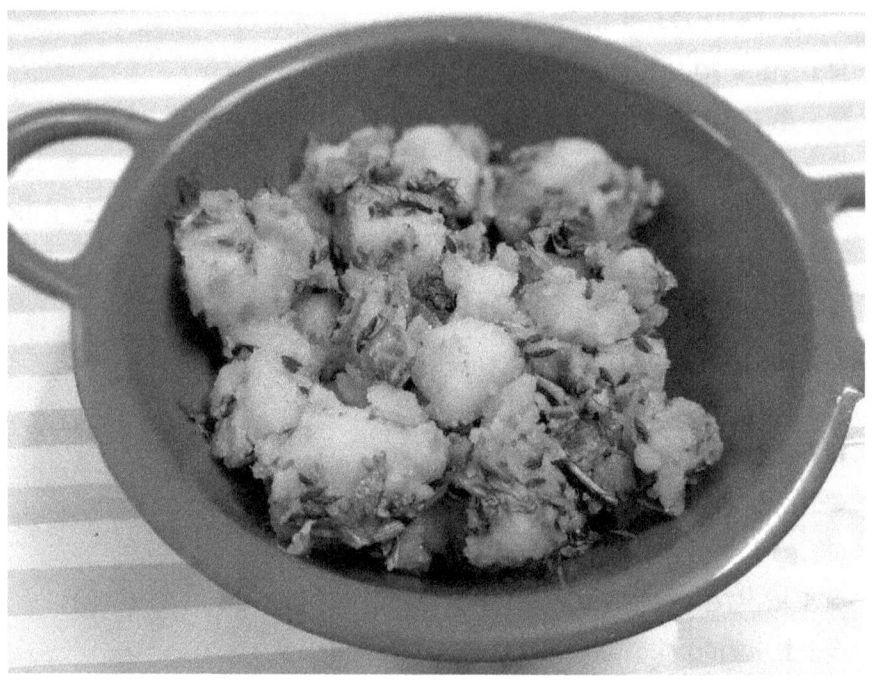

Gör: 4 portioner

INGREDIENSER:
- 1 matsked olja
- 1 gul eller röd lök, skalad och tärnad
- 3 kokta potatisar, skalade och tärnade
- 1 tsk gurkmejapulver
- 1 grön thailändsk, serrano eller cayenne chili, stjälkar borttagna, tunna skivor
- 1 tsk svarta senapsfrön
- 1 matsked delad gram, blötlagd i kokande vatten
- 10 curryblad, grovt hackade
- 1 tsk grovt vitt salt

INSTRUKTIONER:
a) Hetta upp oljan i en djup, tung panna på medelvärme.
b) Tillsätt gurkmeja, senap, curryblad och avrunna delade gram.
c) Koka i 30 sekunder, rör hela tiden för att undvika att fastna.
d) Rör ner löken.
e) Koka i 2 minuter, eller tills de fått lite färg.
f) Tillsätt potatis, salt och chili.
g) Koka i ytterligare 2 minuter.
h) Servera med roti eller naan eller rullad i en besan poora eller dosa.

43. Healing P ea och Vitkål

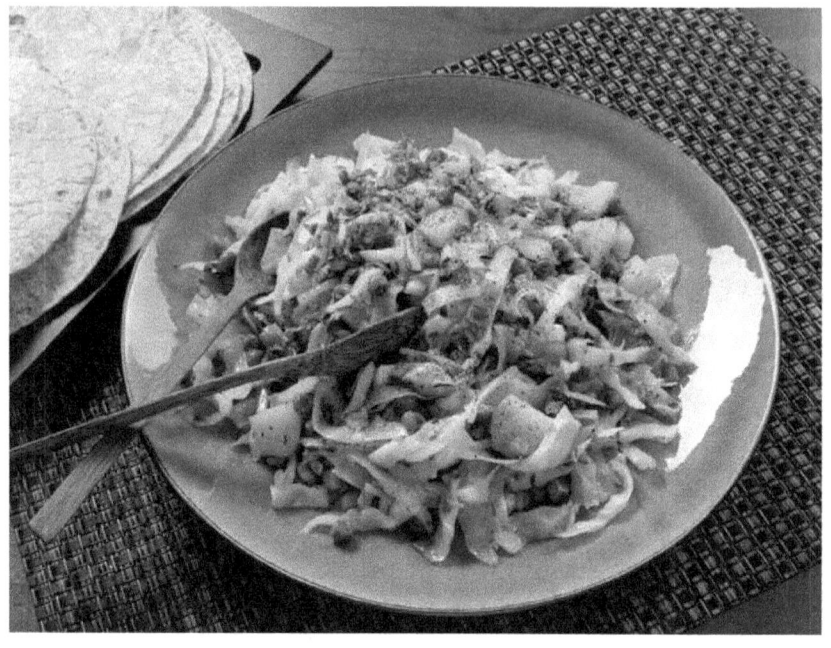

Gör: 7 koppar

INGREDIENSER:
- 1 msk spiskummin
- 1 tsk gurkmejapulver
- 1 dl ärtor, färska eller frysta
- 1 potatis, skalad och tärnad
- 1 tsk mald koriander
- 1 tsk malen spiskummin
- ½ gul eller röd lök, skalad och tärnad
- 3 matskedar olja
- 1 bit ingefära, skalad och riven eller finhackad
- 6 vitlöksklyftor, skalade och hackade
- 1-huvud vitkål, fint strimlad
- ½ tesked rött chilepulver eller cayennepepp
- 1½ tsk havssalt
- 1 grön thailändsk, serrano eller cayenne chile, stjälken borttagen, hackad
- 1 tsk mald svartpeppar

INSTRUKTIONER:
a) Blanda alla ingredienser och låt sjuda i 4 timmar.

44. Kål med senapsfrön och kokos

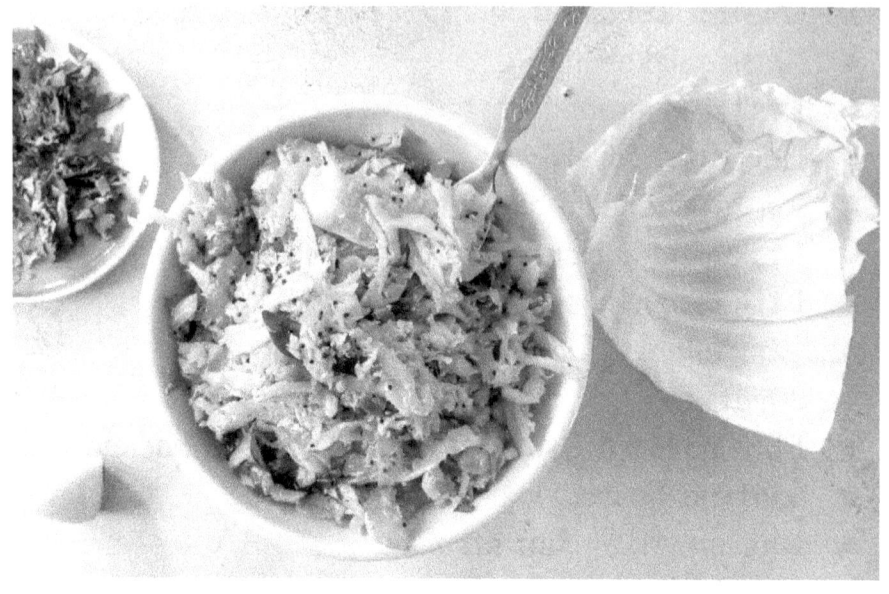

Gör: 6 portioner

INGREDIENSER:
- 12 curryblad, grovt hackade
- 1 tsk grovt havssalt
- 2 matskedar hela, skalade svarta linser, blötlagda i kokande vatten
- 2 msk kokosolja
- 2 matskedar osötad riven kokos
- 1 huvud vitkål, hackad
- ½ tesked asafoetida
- 1 thailändsk, serrano eller cayenne chili, stjälkarna borttagna, skivade på längden
- 1 tsk svarta senapsfrön

INSTRUKTIONER:
a) Hetta upp oljan i en djup, tung panna på medelvärme.
b) Tillsätt asafoetida, senap, linser, curryblad och kokos.
c) Värm i 30 sekunder, eller tills fröna poppar.
d) Undvik att bränna currybladen eller kokosnöten.
e) Eftersom fröna kan falla ut, ha ett lock i närheten.
f) Tillsätt kålen och saltet.
g) Koka i 2 minuter, rör om ofta, tills kålen vissnar.
h) Blanda i chilin.
i) Servera omedelbart, antingen varm eller kall, med roti eller naan.

45. Strängbönor med potatis

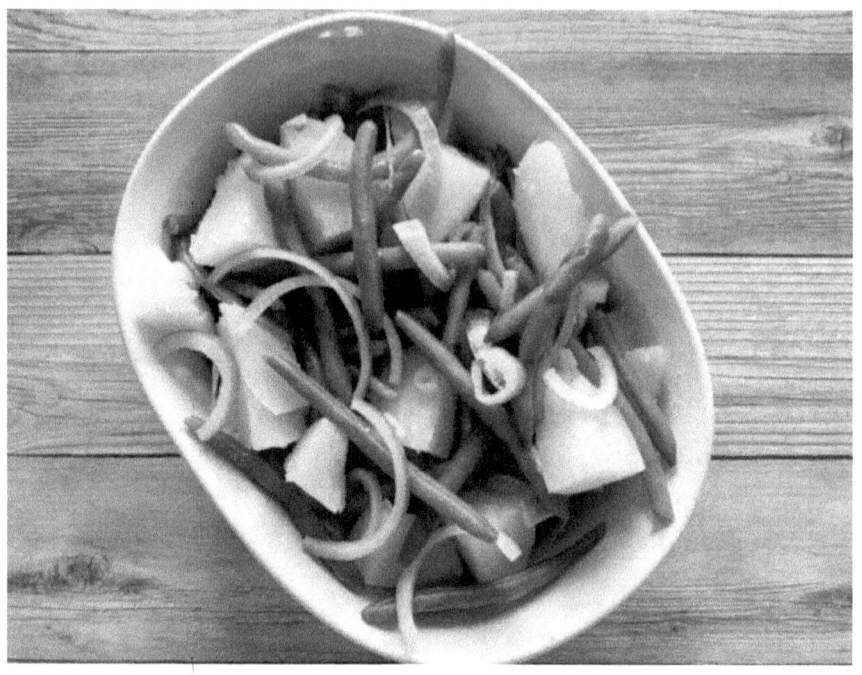

Gör: 5 portioner

INGREDIENSER:
- 1 tsk spiskummin
- 1 potatis, skalad och tärnad
- ¼ kopp vatten
- ½ tsk gurkmejapulver
- 1 röd eller gul lök, skalad och tärnad
- 1 bit ingefära, skalad och riven eller finhackad
- 3 vitlöksklyftor, skalade och rivna eller hackade
- 4 koppar hackade strängbönor
- 1 matsked olja
- 1 thailändsk, serrano eller cayenne chili, hackad
- 1 tsk grovt havssalt
- 1 tsk rött chilepulver eller cayennepeppar

INSTRUKTIONER:
a) Hetta upp oljan i en tung, djup panna på medelvärme.
b) Tillsätt spiskummin och gurkmeja och koka i 30 sekunder, eller tills fröna fräser.
c) Tillsätt lök, ingefära och vitlök.
d) Koka i 2 minuter, eller tills det är lite brunt.
e) Tillsätt potatisen och koka under konstant omrörning i ytterligare 2 minuter.
f) Tillsätt vatten för att undvika att det fastnar.
g) Blanda i strängbönorna.
h) Koka, rör om då och då, i 2 minuter.
i) Tillsätt chili, salt och rött chilipulver i en mixerskål.
j) Sjud i 15 minuter, täckt, tills bönorna och potatisen är mjuka.

46. Aubergine med potatis

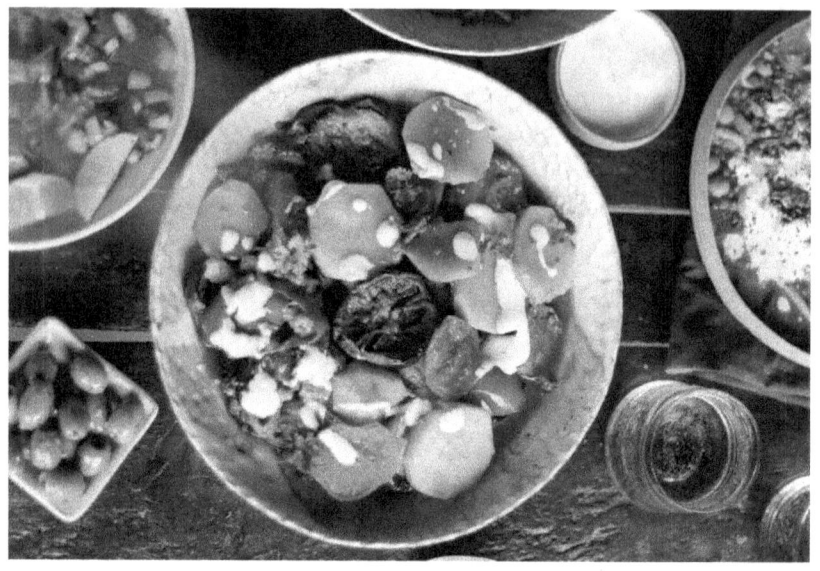

Gör: 6 portioner

INGREDIENSER:
- 2 matskedar olja
- ½ tesked asafoetida
- 2 tsk grovt havssalt
- 1 tomat, grovt hackad
- 4 auberginer med skal, grovt hackade, träiga toppar ingår
- 1 msk mald koriander
- 2 thailändsk, serrano eller cayenne chili, hackad
- 1 tsk spiskummin
- ½ tsk gurkmejapulver
- 1 bit ingefära, skalad och skuren i långa tändstickor
- 4 vitlöksklyftor, skalade och grovt hackade
- 1 msk garam masala
- 1 potatis, kokt, skalad och grovt hackad
- 1 lök, skalad och grovt hackad
- 1 tsk rött chilepulver eller cayennepeppar
- 2 msk hackad färsk koriander, till garnering

INSTRUKTIONER:
a) Hetta upp oljan i en djup, tung panna på medelvärme.
b) Tillsätt asafoetida, spiskummin och gurkmeja.
c) Koka i 30 sekunder, eller tills fröna fräser.
d) Tillsätt ingefära och vitlök.
e) Koka i ytterligare 2 minuter, eller tills löken och chilin är något brun.
f) Koka i 2 minuter efter tillsats av tomaten.
g) Rör ner aubergine och potatis.

h) Tillsätt salt, garam masala, koriander och rött chilipulver.
i) Sjud i 10 minuter till.
j) Servera med roti eller naan och garnerad med koriander.

47. Masala brysselkål

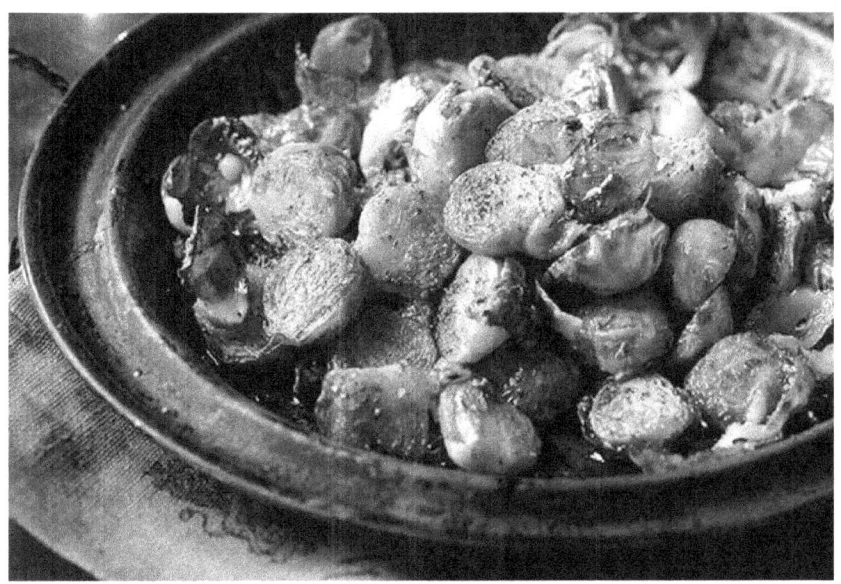

Gör: 4 portioner

INGREDIENSER:
- 1 matsked olja
- 1 tsk spiskummin
- 2 koppar Gila Masala
- 1 kopp vatten
- 4 msk cashewkräm
- 4 dl brysselkål, putsad och halverad
- 2 thailändsk, serrano eller cayenne chili, hackad
- 2 tsk grovt havssalt
- 1 tsk garam masala
- 1 tsk mald koriander
- 1 tsk rött chilepulver eller cayennepeppar
- 2 msk hackad färsk koriander, till garnering

INSTRUKTIONER:
a) Hetta upp oljan i en djup, tung panna på medelvärme.
b) Tillsätt spiskummin och koka i 30 sekunder, eller tills fröna fräser.
c) Tillsätt den läkande tomatsoppan, vatten, cashewkräm, brysselkål, chili, salt, garam masala, koriander och rött chilipulver.
d) Koka upp.
e) Sjud i 12 minuter tills brysselkålen är mjuk.
f) Toppa med koriander.

48. Grekisk blomkål

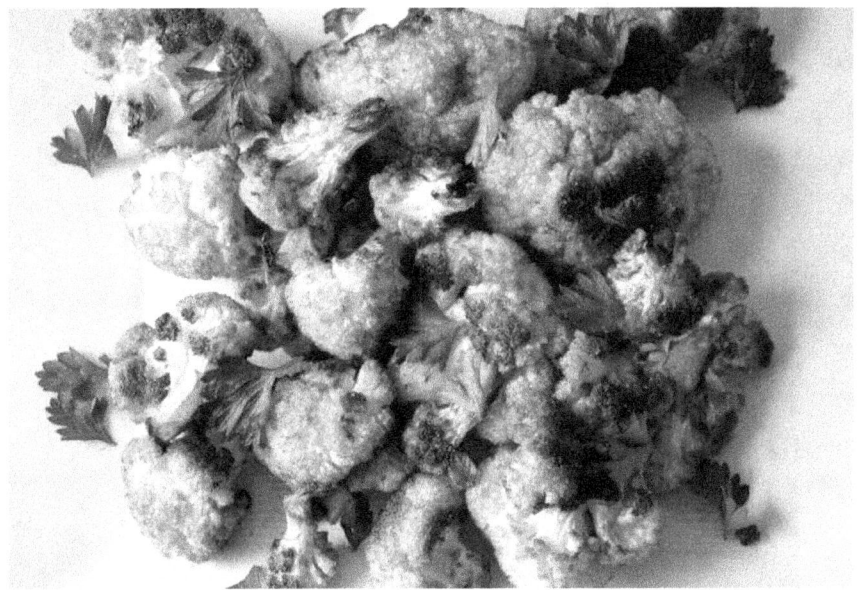

Gör: 2

INGREDIENSER:
- ½ blomkålshuvud, tärnad i lagom stora bitar
- 2 tomater
- 1 gurka, tärnad
- ½ röd paprika, tärnad
- ½ knippe mynta
- ½ knippe koriander
- ½ knippe basilika
- ¼ kopp gräslök
- 10 svarta oliver, urkärnade
- ½ låda med solrosskott, cirka 1,5 uns
- 1 msk olivolja
- ½ msk limejuice

INSTRUKTIONER:
a) Mixa blomkålen i en matberedare tills den liknar couscous.
b) Blanda allt i en mixerskål, inklusive oliverna och solrosskotten.
c) Ringla över olja och en kläm lime och blanda sedan.

49. Krämig zucchinipasta

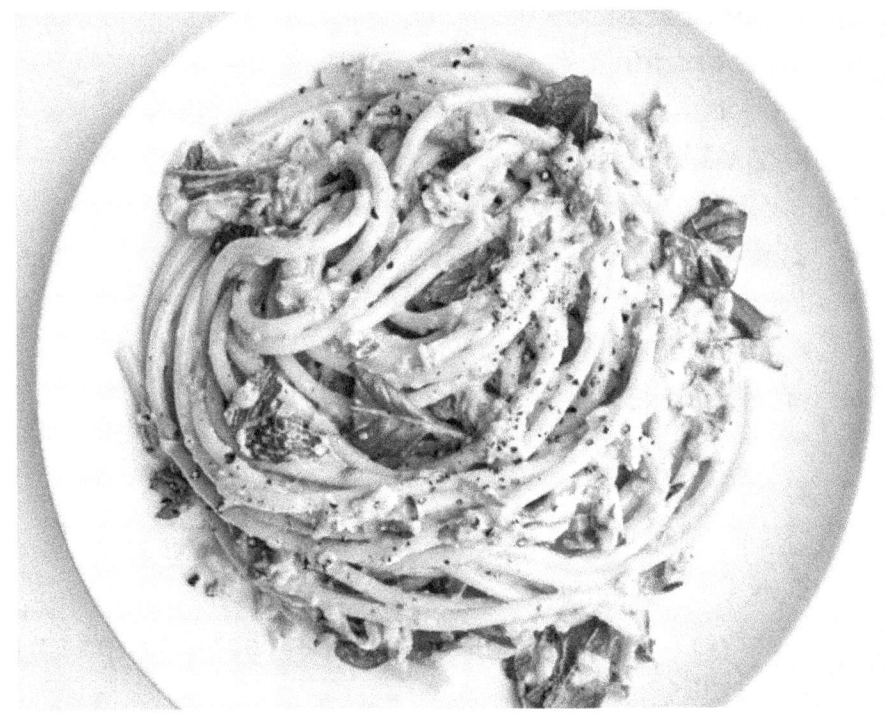

Gör: 2

INGREDIENSER:
- 1 uns grodda ärtor
- 1 Zucchini, finhackad

KRÄMIG SÅS:
- ½ dl pinjenötter, malda
- 2 matskedar olivolja
- 1 msk citronsaft
- 4 matskedar vatten
- en nypa salt

INSTRUKTIONER:
a) Lägg zucchinin i en skål och smaka av med salt.
b) Tillsätt de malda pinjenötterna.
c) Blanda i olivolja, citronsaft, vatten och en nypa salt.
d) Mixa tills en sås bildas.
e) Fördela såsen över zucchinin.
f) Toppa med ärtskott.

50. Zucchini med pumpapesto

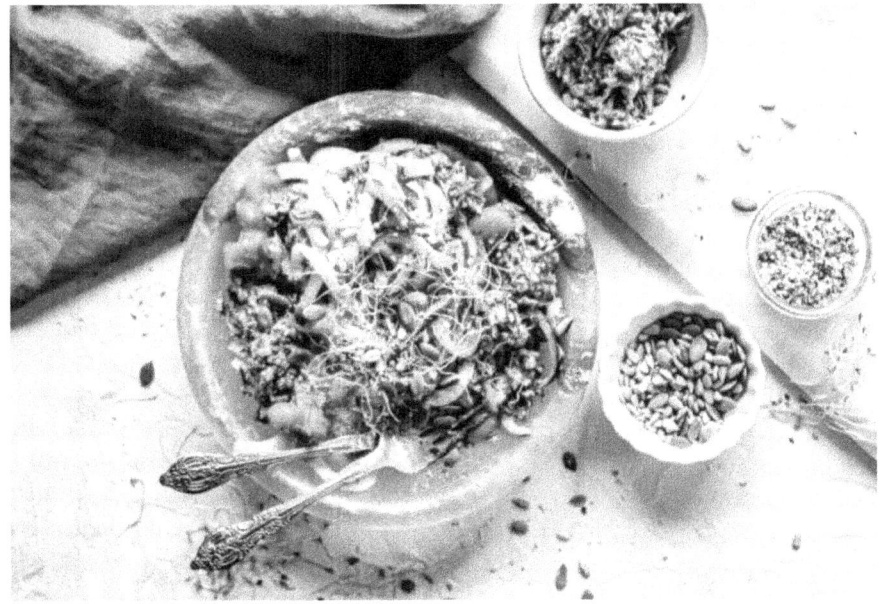

Gör: 2-3 portioner

INGREDIENSER:
PUMPAPETO:
- ½ kopp pumpafrön
- ⅜ kopp olivolja
- 1 msk citronsaft
- 1 nypa salt
- 1 knippe basilika

GARNERING:
- 7 svarta oliver
- 5 körsbärstomater

INSTRUKTIONER:
a) Pulsera pumpafröna till fint mjöl i en matberedare.
b) Blanda i olivolja, citronsaft och salt tills det är väl blandat.
c) Rör ner basilikabladen.
d) Kombinera zucchini och pesto i en mixerskål, toppa sedan med oliver och körsbärstomater.

51. Dilled Zucchini Pilaf

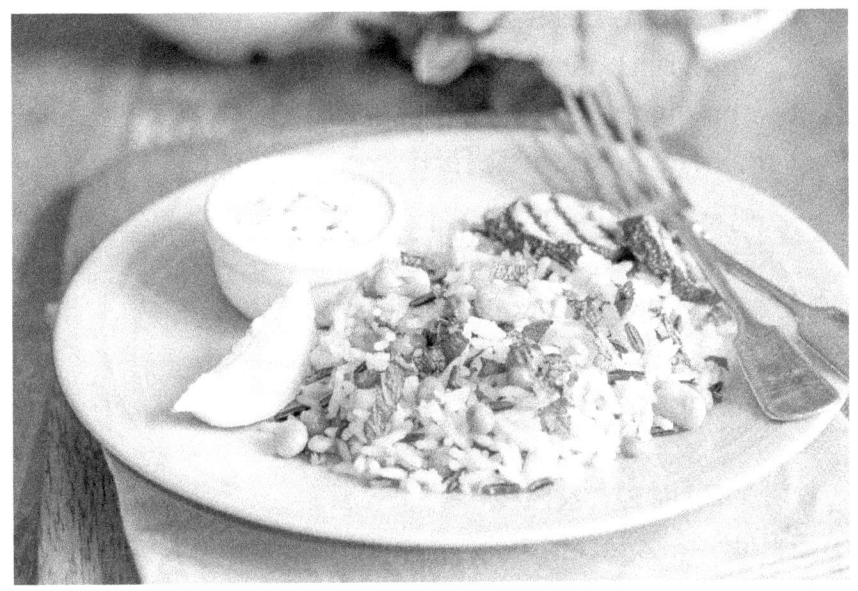

Gör: 4-6

INGREDIENSER:
- ¾ kopp vitt basmatiris, sköljt och silat
- ¼ kopp quinoa, sköljd och silad
- ½ msk finhackad ingefära
- 2 dl riven zucchini
- ½ kopp hackad dill
- 3 matskedar ekologisk kokosolja
- 2 koppar vatten
- Salt att smaka

INSTRUKTIONER:
a) Smält kokosoljan och fräs ingefäran i 15 sekunder tills den doftar.
b) Tillsätt riset och quinoan och rör om i 1 minut.
c) Tillsätt vattnet, rör om väl och låt blandningen koka upp. Tillsätt den rivna zucchinin och rör om.
d) Sjud under lock i 10-12 minuter.
e) Tillsätt dill och salt efter smak, rör försiktigt med en gaffel.
f) Servera varm.

52. Couscous Cremini Pilaf

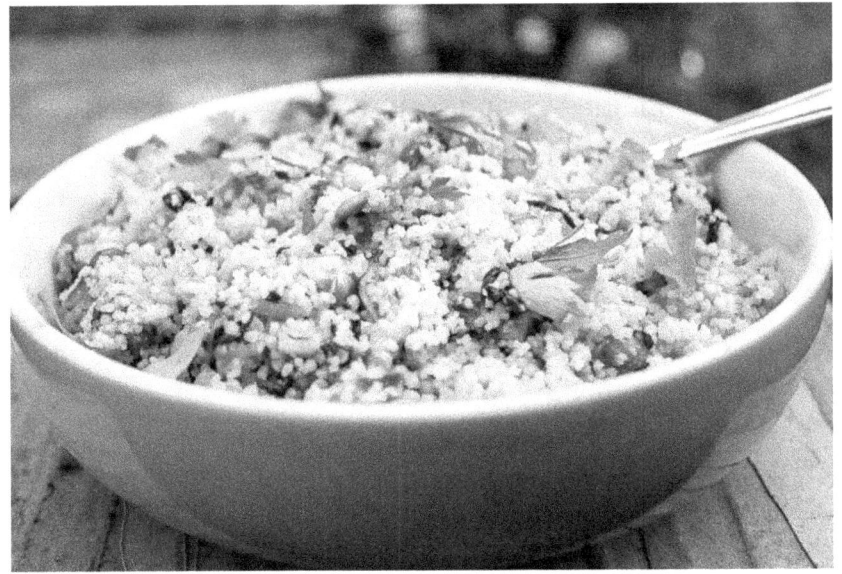

Gör: 2

INGREDIENSER:
- 3 msk olivolja, delad
- 14 uns cremini-svampar, skivade
- 1 liten lök, hackad
- 2 stjälkar selleri, hackade
- 1 medelstor morot, hackad
- $\frac{1}{4}$ kopp vitt vin
- 1 msk varm sås
- $\frac{1}{2}$ tsk mald koriander
- $\frac{1}{2}$ tsk malen spiskummin
- $\frac{1}{2}$ tesked lökpulver
- 1 kopp torr couscous
- 2 dl grönsaksfond
- $\frac{1}{2}$ tsk salt
- $\frac{1}{4}$ tesked peppar
- $\frac{3}{4}$ kopp frysta ärtor
- 1 msk färsk persilja, hackad

INSTRUKTIONER:
a) Värm 1 matsked olivoljan i en stor stekpanna på medelhög värme.
b) Tillsätt de skivade svamparna och fräs tills de börjar få färg, cirka 3 till 5 minuter.
c) Ta bort från stekpannan och ställ åt sidan.
d) Tillsätt den återstående olivoljan, hackad lök, selleri och morot i samma stekpanna.

e) Koka i 3 till 5 minuter tills löken är genomskinlig och sellerin är mör.
f) Tillsätt koriander, spiskummin och lökpulver och rör ner det vita vinet.
g) Tillsätt couscous och grönsaksfond, smaka av med salt och peppar och rör om väl.
h) Sänk värmen och koka i ca 7 minuter.
i) Tillsätt den heta såsen och de frysta ärterna och fortsätt koka i ytterligare 3 minuter.
j) Rör ner svampen.
k) Garnera med färsk persilja och servera varm.

53. Läkande sparrisrisotto

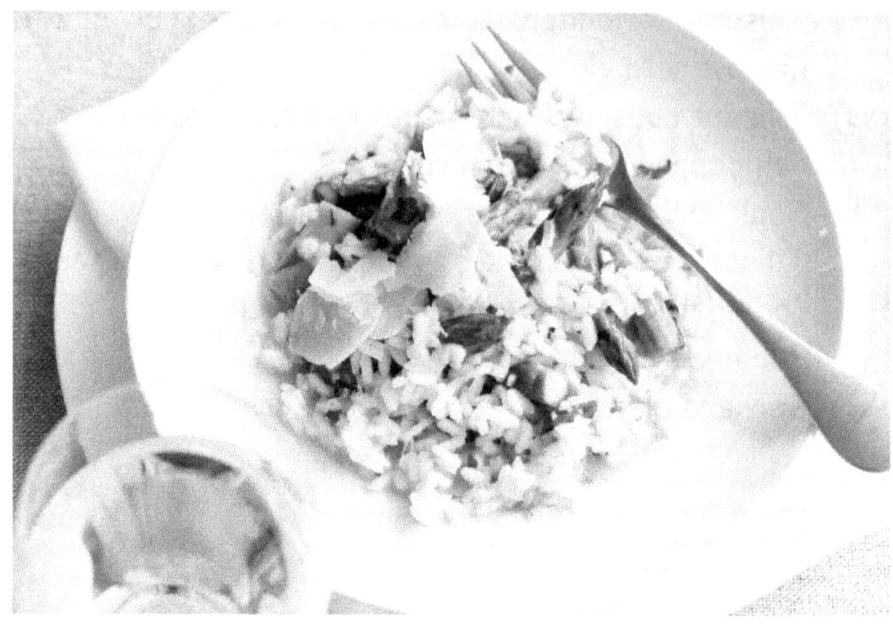

Gör: 2

INGREDIENSER:
- 1 lök, tärnad
- 3 vitlöksklyftor, tärnade
- 1 morot, riven
- Grönsaksbuljong
- 10 sparris, putsade
- 1 dl ärtor, färska eller frysta
- 250 g arborioris
- 1 msk olivolja
- salt och peppar efter smak
- färska kryddor

INSTRUKTIONER:
a) Koka upp grönsaksbuljongen lätt i en kastrull.
b) Värm lite olivolja på medelvärme i en panna med bred botten.
c) Lägg i sparristopparna och fräs dem lätt i 2 minuter.
d) Ta bort från pannan och sedan till samma panna, tillsätt hackad lök och fräs dem tills de är gyllene och genomskinliga.
e) Tillsätt vitlök och morötter, fräs i en minut eller två, tillsätt sedan ris- och sparrisbitarna och rör om väl.
f) Efter en minut eller två, häll i hälften av grönsaksfonden och låt riset absorbera vätskan.
g) Skrapa botten av pannan efter eventuella rester och rör om riset i vätskan väl.

h) Sänk värmen till en låg och låt risotton sjuda och koka bort.
i) Rör om varannan minut och tillsätt mer vätska efter behov.
j) Koka riset i ca 10 minuter till, tills riset nästan är kokt, rör sedan ner ärtorna.
k) Färska ärtor behöver bara ett par minuter att koka.
l) Vid det här laget är din risotto nästan färdig.
m) Krydda med salt, peppar och hackade färska örter efter smak.
n) Servera varm och toppad med sparris, lite mer färska örter och några droppar olivolja.

54. Bulgur med pumpasås

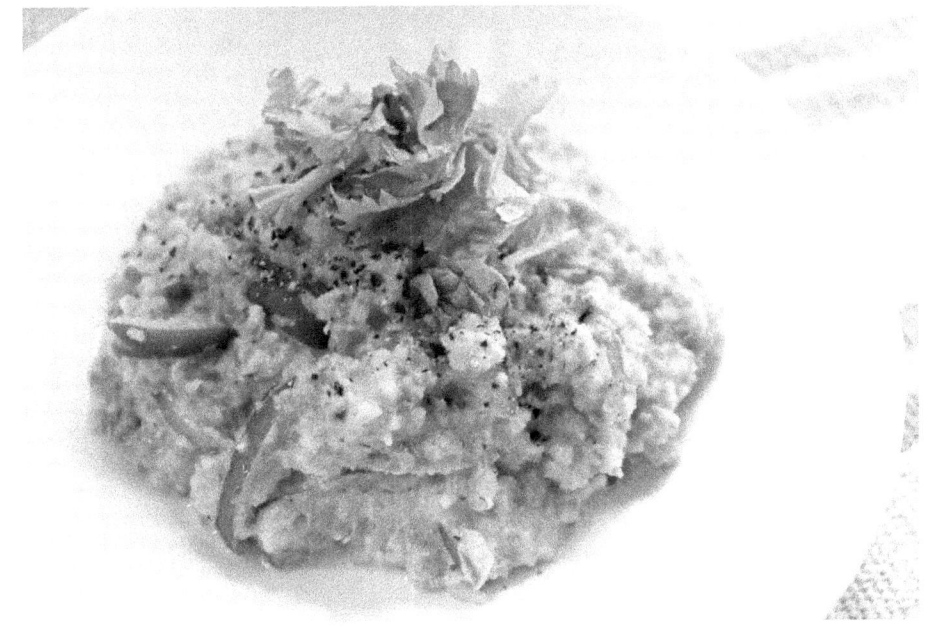

Gör: 1 portion

INGREDIENSER:
FÖR BULGUREN
- 1,5 dl bulgur, blötlagd
- ¼ kopp grön paprika, tärnad
- ¼ kopp hackade bladselleri

FÖR PUMPASÅSEN:
- ½ kopp ångad pumpa
- 3 råga teskedar tjock kokt havregryn
- 1 hög matsked näringsjäst
- 2 msk krämig vegansk tahini
- 1,5 msk citronsaft
- ¼ tesked salt

INSTRUKTIONER:
a) Lägg alla ingredienser till såsen i en mixer eller matberedare.
b) Tillsätt sås till bulgar och rör ner paprika och bladselleri.
c) Toppa med färsk knäckt svartpeppar.

HUVUDRÄTT: BJALLJÄNTER OCH KORN

55. Baljväxter Street Salad

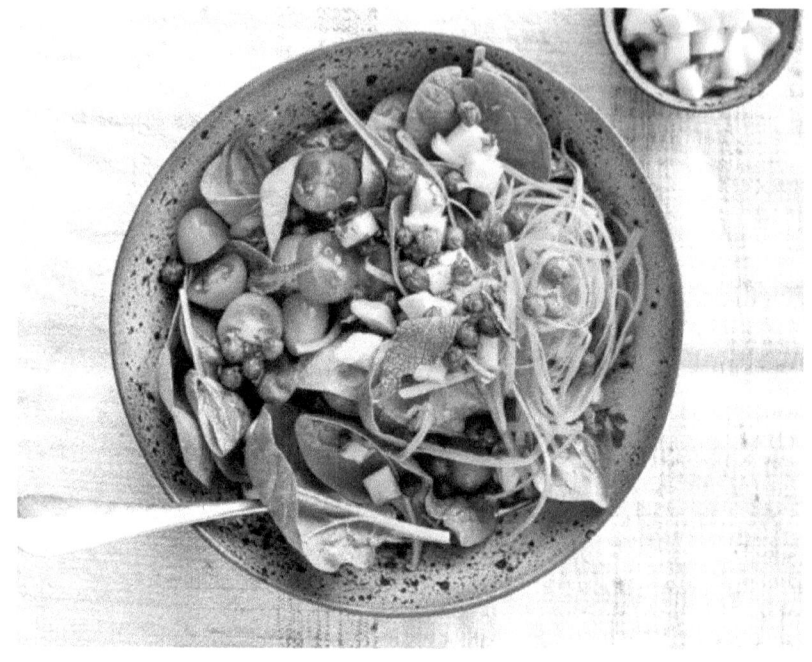

Gör: 6 portioner

INGREDIENSER:
- 4 dl kokta bönor eller linser
- 1 rödlök, skalad och tärnad
- 1 tomat, tärnad
- 1 gurka, skalad och tärnad
- 1 daikon, skalad och riven
- 1 grön thailändsk, serrano eller cayenne chile, hackad
- ¼ kopp malen färsk koriander, hackad
- Saften av 1 citron
- 1 tsk grovt havssalt
- ½ tsk svart salt
- ½ tesked Chaat Masala
- ½ tesked rött chilepulver eller cayennepepp
- 1 tsk färsk vit gurkmeja, skalad och riven

INSTRUKTIONER:
a) Blanda alla ingredienser i en djup skål.

56. Masala bönor och grönsaker

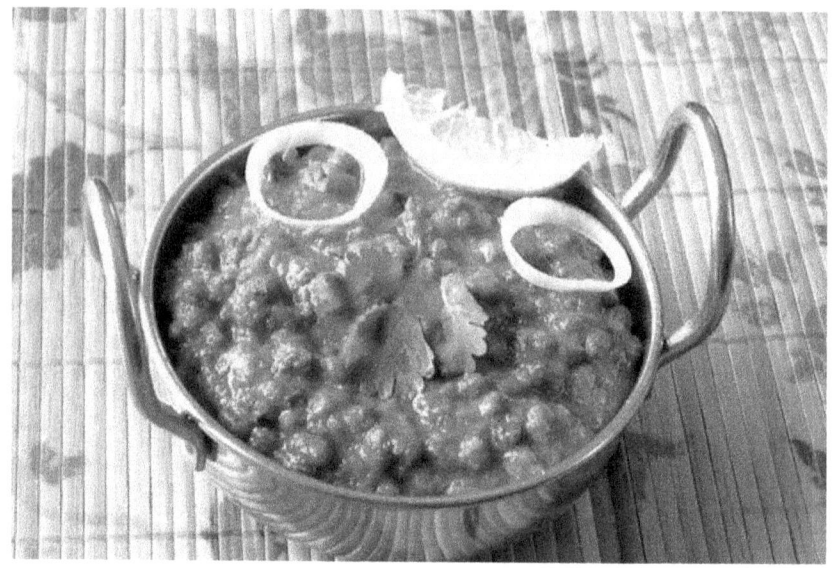

Gör: 5 portioner

INGREDIENSER:
- 1 kopp Gila Masala
- 1 kopp hackade grönsaker
- 2 thailändsk, serrano eller cayenne chili, hackad
- 1 tsk garam masala
- 1 tsk mald koriander
- 1 tsk rostad malen spiskummin
- ½ tesked rött chilepulver eller cayennepepp
- 1½ tsk grovt havssalt
- 2 koppar vatten
- 2 koppar kokta bönor
- 1 msk hackad färsk koriander, till garnering

INSTRUKTIONER:
a) Värm Gila Masala i en stor, tjock kastrull på medelvärme tills den börjar bubbla.
b) Tillsätt grönsakerna, chili, garam masala, koriander, spiskummin, röd chilipulver, salt och vatten.
c) Koka i 20 minuter, eller tills grönsakerna mjuknat.
d) Tillsätt bönorna.
e) Servera garnerad med koriander.

57. Hel bönsallad med kokos

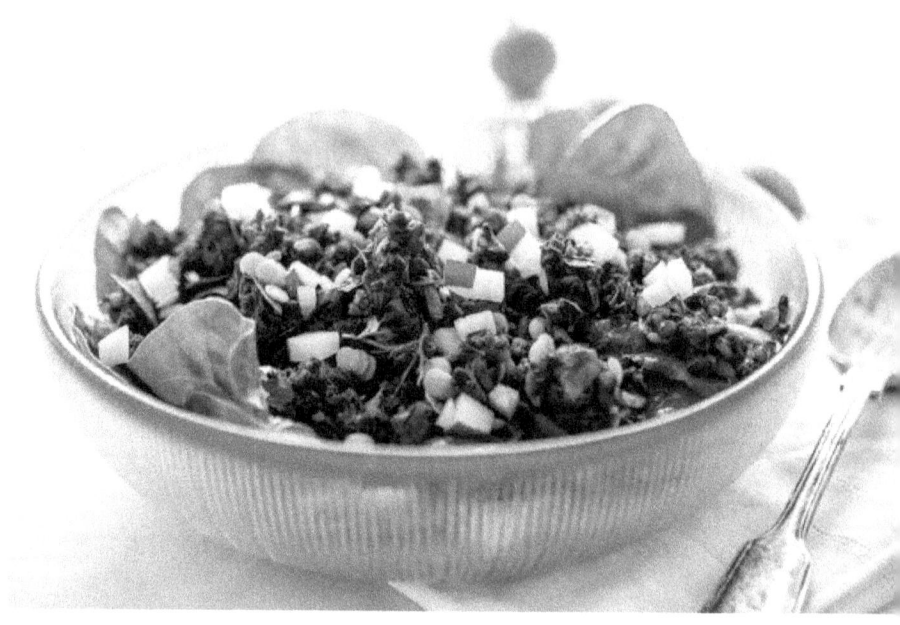

Gör: 4 portioner

INGREDIENSER:
- 2 msk kokosolja
- ½ tesked asafoetida
- 1 tsk svarta senapsfrön
- 10-12 curryblad, grovt hackade
- 2 matskedar osötad riven kokos
- 4 koppar kokta bönor
- 1 tsk grovt havssalt
- 1 thailändsk, serrano eller cayenne chili,

INSTRUKTIONER:
a) Hetta upp oljan i en djup, tung panna på medelvärme.
b) Tillsätt asafoetida, senap, curryblad och kokos.
c) Värm i 30 sekunder, eller tills fröna poppar.
d) Tillsätt bönorna, saltet och chilin.
e) Servera efter noggrann blandning.

58. Currybönor eller linser

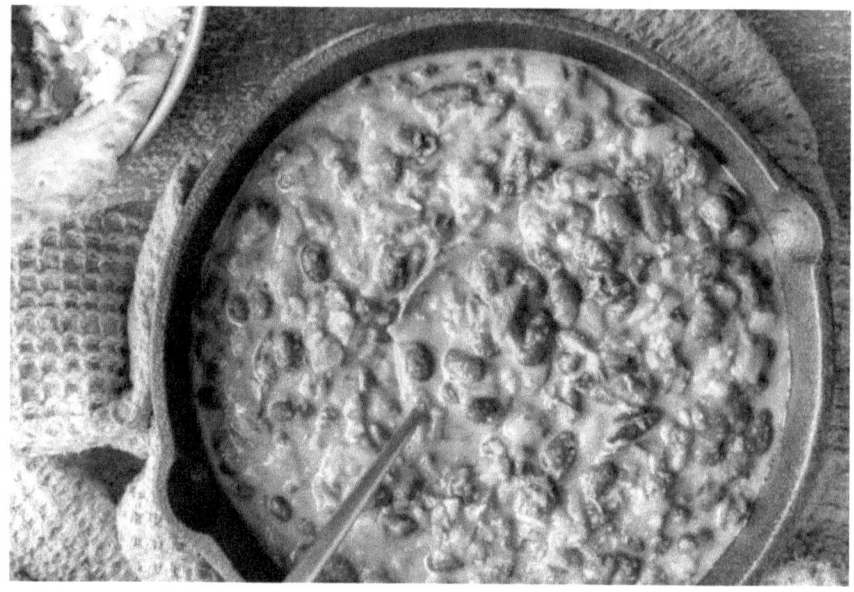

Gör: 5 portioner

INGREDIENSER:
- 2 matskedar olja
- ½ tesked asafoetida
- 2 tsk spiskummin
- ½ tsk gurkmejapulver
- 1 kanelstång
- 1 kassiablad
- ½ gul eller röd lök, skalad och finhackad
- 1 bit ingefära, skalad och riven eller finhackad
- 4 vitlöksklyftor, skalade och rivna eller hackade
- 2 tomater, skalade och tärnade
- 2-4 gröna thai-, serrano- eller cayennechiles, hackade
- 4 dl kokta bönor eller linser
- 4 koppar vatten
- 1½ tsk grovt havssalt
- 1 tsk rött chilepulver eller cayennepeppar
- 2 msk hackad färsk koriander, till garnering

INSTRUKTIONER:
a) Hetta upp oljan i en tjock kastrull på medelvärme.
b) Tillsätt asafoetida, spiskummin, gurkmeja, kanel och kassiablad och koka i 30 sekunder, eller tills fröna fräser.
c) Tillsätt löken och koka i 3 minuter, eller tills den fått lite färg.
d) Tillsätt ingefära och vitlök.
e) Koka i ytterligare 2 minuter.

f) Tillsätt tomaterna och grön chili.
g) Sjud i 5 minuter, eller tills tomaterna mjuknat.
h) Koka i ytterligare 2 minuter efter att du har lagt till bönorna eller linserna.
i) Tillsätt vatten, salt och rött chilipulver.
j) Koka upp vattnet.
k) Sjud i 10 till 15 minuter.
l) Servera garnerad med koriander.

59. Linser med curryblad

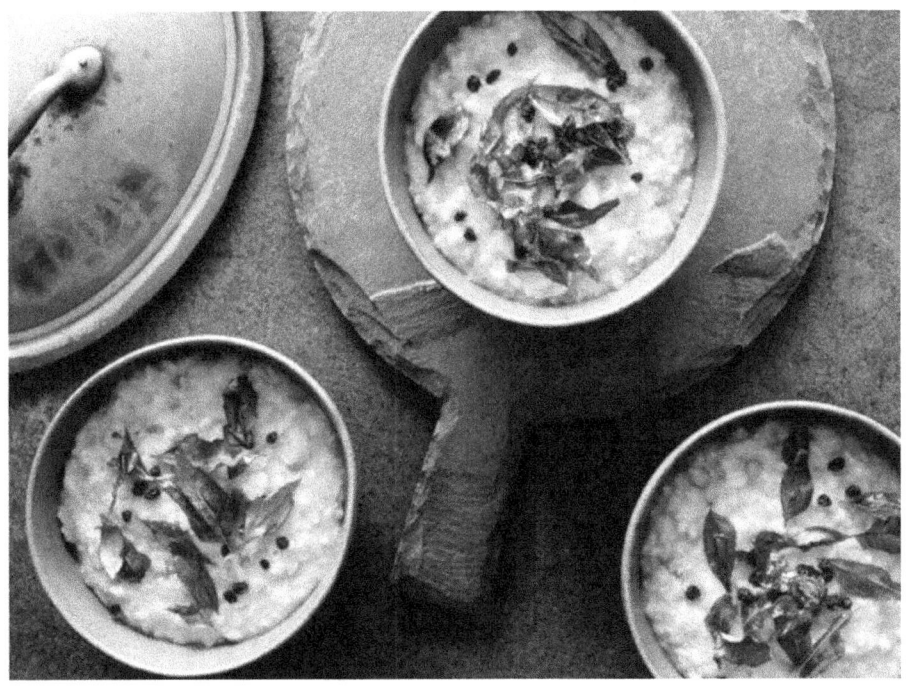

Gör: 6 portioner

INGREDIENSER:
- 2 msk kokosolja
- ½ tesked asafoetida pulver
- ½ tsk gurkmejapulver
- 1 tsk spiskummin
- 1 tsk svarta senapsfrön
- 20 färska curryblad, grovt hackade
- 6 hela torkade röda chilipeppar, grovt hackade
- ½ gul eller röd lök, skalad och tärnad
- 14-ounce burk kokosmjölk, lätt eller helfett
- 1 kopp vatten
- 1 tsk Rasampulver eller Sambhar Masala
- 1½ tsk grovt havssalt
- 1 tsk rött chilepulver eller cayennepeppar
- 3 dl kokta linser
- 1 msk hackad färsk koriander, till garnering

INSTRUKTIONER:
a) Värm oljan på medelvärme.
b) Tillsätt asafoetida, gurkmeja, spiskummin, senap, curryblad och röd chilipeppar.
c) Koka i 30 sekunder, eller tills fröna fräser.
d) Blanda i löken.
e) Koka i cirka 2 minuter, rör om ofta för att undvika att fastna.
f) Tillsätt kokosmjölken, vattnet, Rasam-pulver eller Sambhar Masala, salt och rött chilipulver.

g) Koka upp och låt sjuda i 2 minuter, eller tills smakerna ingjuter mjölken.
h) Tillsätt linserna.
i) Sjud i 4 minuter.
j) Servera garnerad med koriander.

60. Goan linskokos Curry

Gör: 6 portioner

INGREDIENSER:
- 1 matsked olja
- ½ lök, skalad och tärnad
- 1 bit ingefära, skalad och riven eller finhackad
- 4 vitlöksklyftor, skalade och rivna eller hackade
- 1 tomat, tärnad
- 2 gröna thailändska, serrano- eller cayenne-chiles, hackade
- 1 msk mald koriander
- 1 msk mald spiskummin
- 1 tsk gurkmejapulver
- 1 tsk tamarindpasta
- 1 tesked jaggery eller farinsocker
- 1½ tsk grovt havssalt
- 3 koppar vatten
- 4 dl kokta hela linser
- 1 dl kokosmjölk, vanlig eller lätt
- Saften av ½ citron
- 1 msk hackad färsk koriander, till garnering

INSTRUKTIONER:
a) Hetta upp oljan i en stor, tjock kastrull på medelvärme.
b) Tillsätt lök och koka i 2 minuter, eller tills löken har fått lite färg.
c) Tillsätt ingefära och vitlök.
d) Koka i en minut till.
e) Tillsätt tomat, chili, koriander, spiskummin, gurkmeja, tamarind, jaggery, salt och vatten.

f) Koka upp, sänk sedan till låg värme och täck i 15 minuter.
g) Tillsätt linserna och kokosmjölken.
h) Tillsätt citronsaft och koriander efter smak.

61. Chana Masala baljväxter

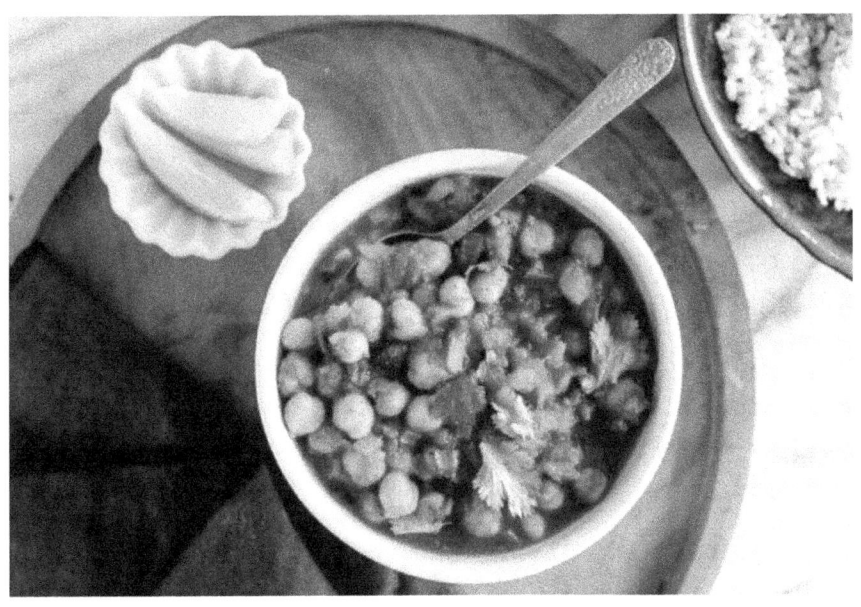

Gör: 6 portioner

INGREDIENSER:
- 2 matskedar olja
- 1 tsk spiskummin
- ½ tsk gurkmejapulver
- 2 matskedar Chana Masala
- 1 gul eller röd lök, skalad och tärnad
- 1 bit ingefära, skalad och riven eller finhackad
- 4 vitlöksklyftor, skalade och rivna eller hackade
- 2 tomater, tärnade
- 2 gröna thailändska, serrano- eller cayenne-chiles, hackade
- 1 tsk rött chilepulver eller cayennepeppar
- 1 msk grovt havssalt
- 1 kopp vatten
- 4 dl kokta bönor eller linser

INSTRUKTIONER:
a) Hetta upp oljan i en djup, tung panna på medelvärme.
b) Tillsätt spiskummin, gurkmeja och Chana Masala och koka i 30 sekunder, eller tills fröna fräser.
c) Tillsätt löken och koka i ungefär en minut, eller tills den är mjuk.
d) Tillsätt ingefära och vitlök.
e) Koka i en minut till.
f) Tillsätt tomater, grön chili, röd chilipulver, salt och vatten.

g) Koka upp och låt sjuda i 10 minuter, eller tills alla ingredienser är kombinerade.
h) Koka bönorna eller linserna tills de är mjuka.

62. Långsamkokta bönor och linser

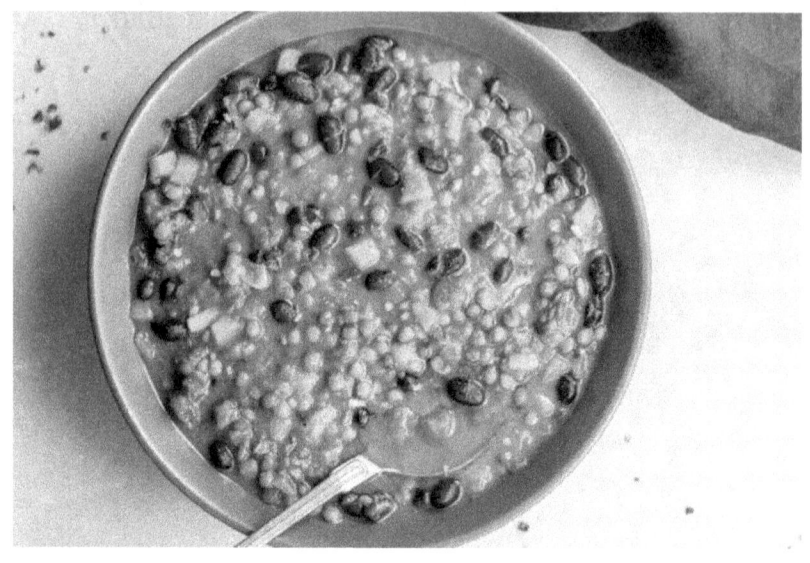

Gör: 8

INGREDIENSER:
- 2 dl torkade limabönor, plockade och tvättade
- ½ gul eller röd lök, skalad och grovt hackad
- 1 tomat, tärnad
- 1 bit ingefära, skalad och riven eller finhackad
- 2 vitlöksklyftor, skalade och rivna eller hackade
- 2 gröna thailändska, serrano- eller cayenne-chiles, hackade
- 3 hela nejlikor
- 1 tsk spiskummin
- 1 tsk rött chilepulver eller cayennepeppar
- en tesked grovt havssalt
- ½ tsk gurkmejapulver
- ½ tsk garam masala
- 7 koppar vatten
- ¼ kopp hackad färsk koriander

INSTRUKTIONER:
a) Kombinera alla ingredienser utom koriandern i den långsamma kokaren.
b) Koka på hög temperatur i 7 timmar, eller tills bönorna har brutit ner och blivit krämiga.
c) Ta ut kryddnejlika.
d) Garnera med färsk koriander.

63. Chana och Split Moong Dal med pepparflingor

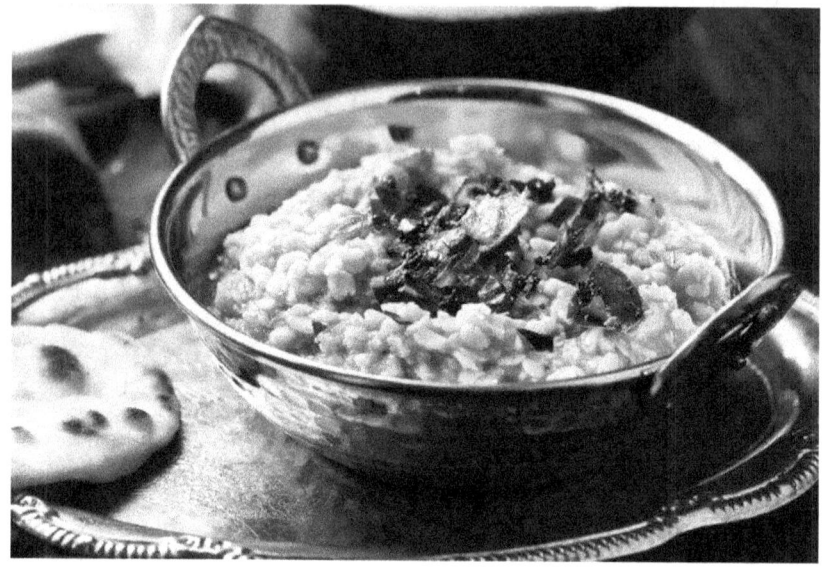

Gör: 8 portioner

INGREDIENSER:
- 1 kopp delat gram, plockad och tvättad
- 1 dl torkade delade gröna linser med skal, plockade över och tvättade
- ½ gul eller röd lök, skalad och tärnad
- 1 bit ingefära, skalad och riven eller finhackad
- 4 vitloksklyftor, skalade och rivna eller hackade
- 1 tomat, skalad och tärnad
- 2 gröna thailändska, serrano- eller cayenne-chiles, hackade
- 1 matsked plus 1 tesked spiskummin, uppdelade
- 1 tsk gurkmejapulver
- 2 tsk grovt havssalt
- 1 tsk rött chilepulver eller cayennepeppar
- 6 koppar vatten
- 2 matskedar olja
- 1 tsk röd paprikaflingor
- 2 msk hackad färsk koriander

INSTRUKTIONER:
a) I den långsamma kokaren, kombinera delade gram, gröna linser, lök, ingefära, vitlök, tomat, chili, 1 matsked spiskummin, gurkmeja, salt, röd chilipulver och vatten.
b) Koka i 5 timmar på hög nivå.
c) Mot slutet av tillagningstiden, värm oljan i en grund panna på medelhög värme.
d) Blanda i resterande 1 tsk spiskummin.

e) Tillsätt rödpepparflingorna när oljan är varm.
f) Koka inte mer än 30 sekunder.
g) Kasta linserna med denna blandning och koriander.
h) Servera som soppa.

64. Brunt ris och Adzuki Bean Dhokla

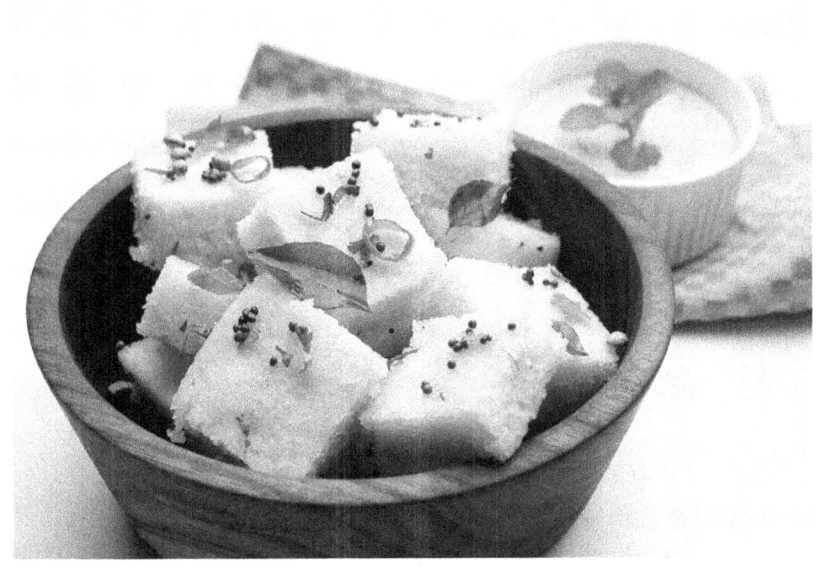

Gör: 2 dussin rutor

INGREDIENSER
- ½ kopp brunt basmatiris tvättat och blött
- ½ kopp vitt basmatiris tvättat och blött
- ½ kopp hela adzukibönor med skalet plockat över, tvättat och blött
- 2 matskedar delade gram, blötlagda
- ¼ tesked bockhornsklöver frön, blötlagda
- ½ 12-ounce paket med mjuk sidentofu
- Saften av 1 citron
- 1 tsk grovt havssalt
- 1 kopp vatten
- ½ tesked eno eller bakpulver
- ½ tesked rött chilepulver, cayennepeppar eller paprika
- 1 matsked olja
- 1 tsk bruna eller svarta senapsfrön
- 15-20 curryblad, grovt hackade
- 2 gröna thailändska, serrano- eller cayenne-chiles, stjälkarna borttagna, skivade på längden

INSTRUKTIONER:
a) Kombinera ris- och linsblandningen, tofu, citronsaft, salt och vatten i en mixer tills den är slät.
b) Häll blandningen i en stor mixerskål.
c) Ställ åt sidan av smeten i 3 timmar.
d) Hetta upp oljan i en stor, fyrkantig panna.
e) Strö eno eller bakpulver över botten och rör försiktigt 2 eller 3 gånger.
f) Fördela smeten jämnt i den förberedda pannan.

g) I en dubbelpanna som är tillräckligt stor för att rymma din fyrkantiga panna, koka upp lite vatten.
h) Placera försiktigt den fyrkantiga pannan i den övre delen av dubbelpannan.
i) Ånga i 15 minuter, täckt.
j) Ta bort den fyrkantiga pannan från dubbelpannan.
k) Skär dhokla i rutor och arrangera dem på en plåt i pyramidform.
l) Strö över röd chili, cayennepeppar eller paprika.
m) Hetta upp lite olja i en stekpanna på medelvärme
n) Blanda i senapsfröna.
o) Tillsätt currybladen och chilin när de börjar poppa.
p) Häll denna blandning över dhokla jämnt.
q) Servera omedelbart med mynta, koriander eller kokosnötchutney vid sidan av.

65. Mungbönor och ris med grönsaker

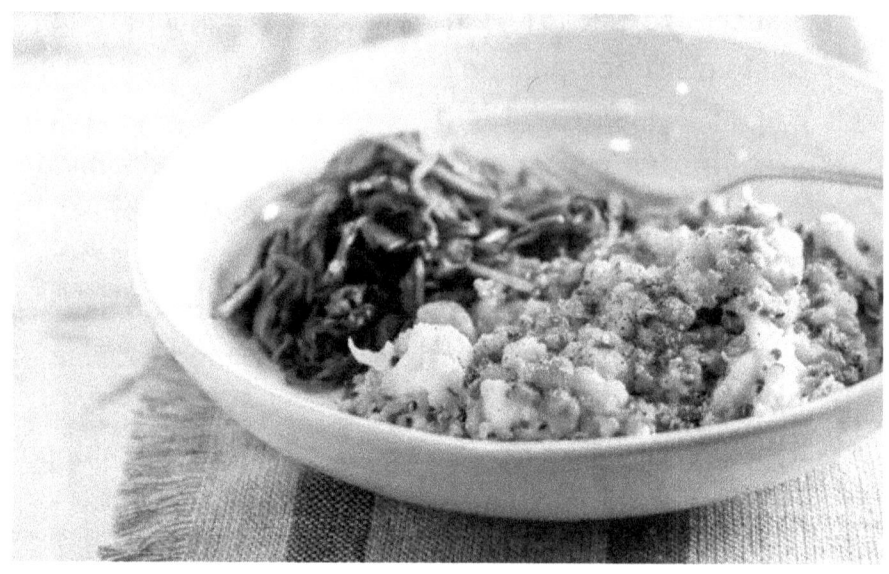

Gör: 4 portioner

INGREDIENSER:
- 4 ½ dl vatten
- ½ kopp hela mungbönor, sköljda
- ½ kopp basmatiris, sköljt
- 1 lök, hackad och 3 vitlöksklyftor, hackad
- ¾ kopp finhackad ingefära
- 3 koppar hackade grönsaker
- 2 msk jordnötsolja
- ¾ matsked gurkmeja
- ¼ tesked torkad krossad röd chili
- ¼ tesked mald svartpeppar
- ½ tsk koriander
- ½ tesked spiskummin
- ½ tsk salt

INSTRUKTIONER:
a) Koka mungbönorna i kokande vatten tills de börjar delas.
b) Koka i ytterligare 15 minuter, rör om då och då, efter att ha tillsatt riset.
c) Tillsätt grönsakerna.
d) Värm jordnötsoljan i en stekpanna och fräs lök, vitlök och ingefära tills det blir klart.
e) Tillsätt kryddorna och fortsätt att koka i 5 minuter under konstant omrörning.
f) Kombinera med det kokta riset och bönorna.
-

66. Woka i grönsaker

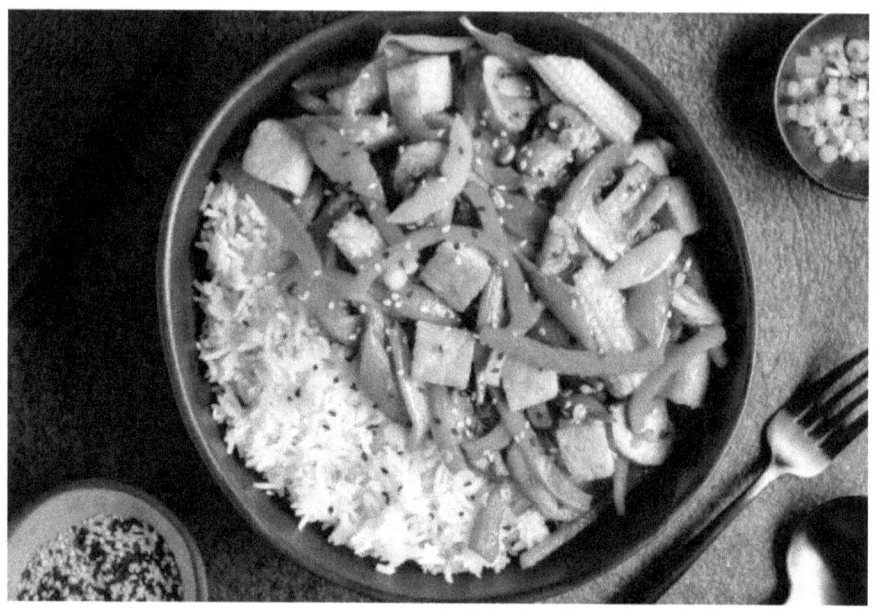

Gör: 4 portioner

INGREDIENSER:
- 3 koppar hackade grönsaker
- 2 tsk riven ingefära
- 1 tsk olja
- ¼ tesked asafoetida
- 1 msk sojasås
- Färska kryddor

INSTRUKTIONER:
a) Hetta upp oljan i en stekpanna.
b) Rör ner asafoetida och ingefära i 30 sekunder.
c) Tillsätt grönsakerna och stek i en minut, tillsätt sedan en skvätt vatten, täck över och koka.
d) Tillsätt soja, socker och salt.
e) Koka, täckt tills nästan klart.
f) Ta av locket och fortsätt koka i några minuter.
g) Tillsätt de färska örterna.

67. Spanska kikärter och pasta

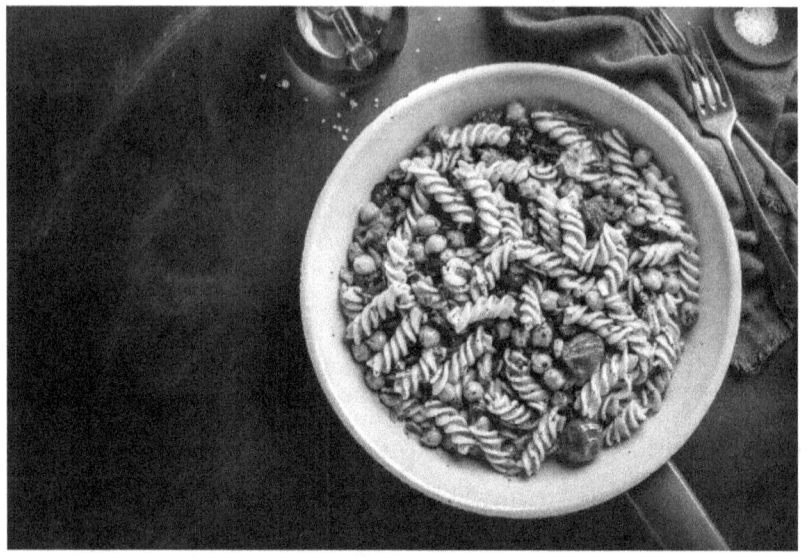

Gör: 4

INGREDIENSER:
- 2 matskedar olivolja
- 2 vitlöksklyftor, hackade
- ½ matsked rökt paprika
- 1 msk mald spiskummin
- ½ matsked torkad oregano
- ¼ matsked cayennepeppar
- Nyknäckt svartpeppar
- 1 gul lök
- 2 dl okokt vegansk glutenfri pasta
- 15-ounce burk tärnade tomater
- 15-ounce burk med kvartade kronärtskockshjärtan
- 19-ounce burk kikärter
- 1,5 dl grönsaksbuljong
- ½ msk salt
- ¼ knippe färsk persilja, hackad
- 1 färsk citron

INSTRUKTIONER:
a) Lägg vitlöken i en stor stekpanna med olivolja.
b) Sjud i 2 minuter, eller tills grönsakerna är mjuka och doftande.
c) Tillsätt den rökta paprikan, spiskummin, oregano, cayennepeppar och nyknäckt svartpeppar i stekpannan.
d) Rör ner kryddorna i den heta oljan ytterligare en minut.
e) Tillsätt löken i stekpannan, tärnad.

f) Koka tills löken är mjuk och genomskinlig.
g) Tillsätt pastan och koka i ytterligare 2 minuter.
h) Låt kikärtorna och kronärtskockshjärtan rinna av innan du lägger dem i stekpannan med de tärnade tomaterna, grönsaksbuljongen och en halv tesked salt.
i) Tillsätt persilja i stekpannan, spara lite för att strö över den färdiga rätten.
j) Rör om alla ingredienser i stekpannan tills det är jämnt blandat.
k) Koka upp och låt sedan sjuda i 20 minuter.
l) Ta av locket, fluffa med en gaffel och garnera med resterande hackad persilja.
m) Skär citronen i klyftor och pressa saften över varje portion.

68. Kupolfri pasta

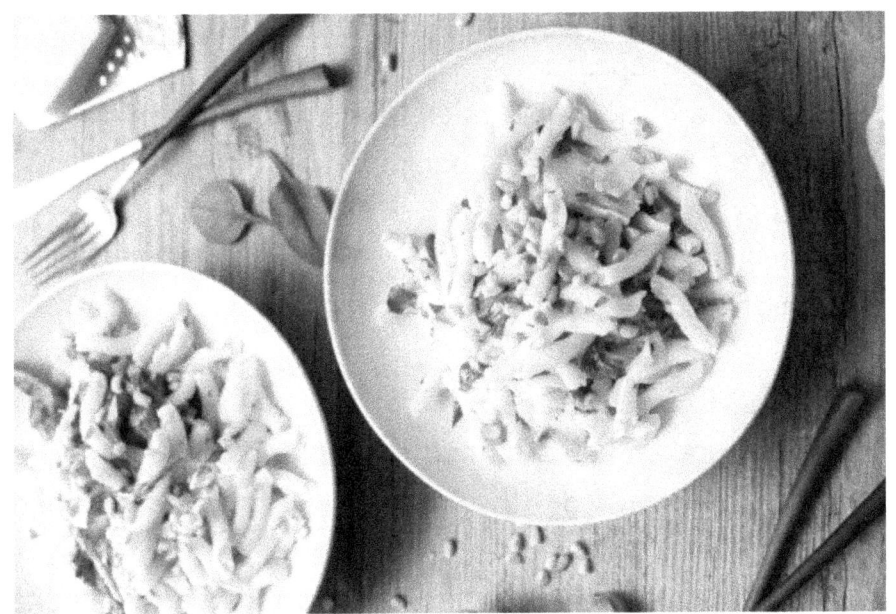

Gör: 4 portioner

INGREDIENSER:
- 8 uns bovetepasta
- 14-ounce burk kronärtskockshjärtan, hackad
- 1 näve färsk mynta, finhackad
- ½ kopp hackad salladslök
- 2 msk solrosfrön
- 4 matskedar extra virgin olivolja

INSTRUKTIONER:
a) Koka upp en kastrull med vatten.
b) Koka pastan i 8 till 12 minuter, beroende på paketets anvisningar.
c) När pastan är klar, häll av den och lägg den i en skål.
d) Kombinera kronärtskockor, mynta, salladslök och solrosfrön i en mixerskål.
e) Ringla över olivolja och blanda ihop.

69. Brunt ris Risotto

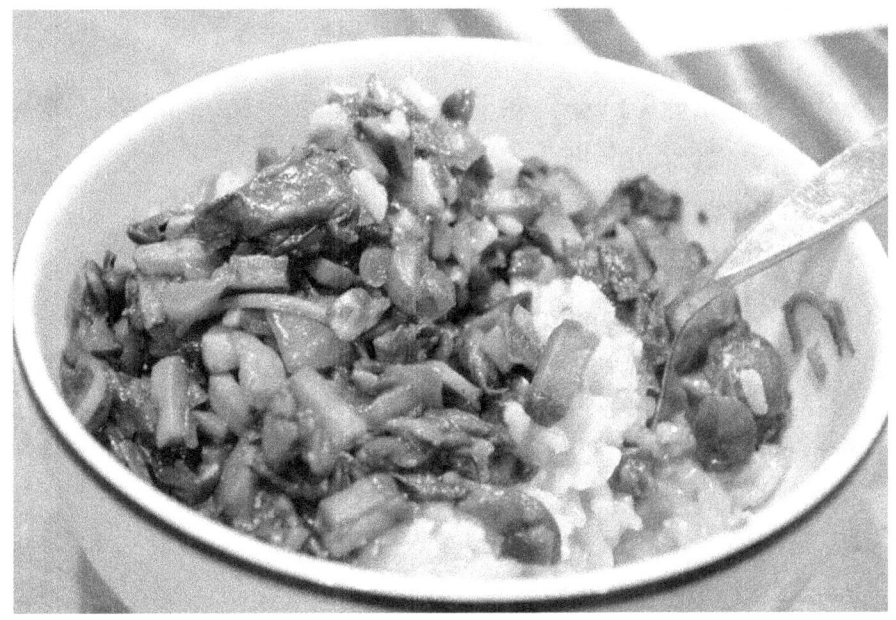

Gör: 4 portioner

INGREDIENSER:
- 1 msk extra virgin olivolja
- 2 vitlöksklyftor, hackade
- 1 tomat, hackad
- 3 nävar babyspenat
- 1 dl svamp, hackad
- 2 dl broccolibuktor
- Salta och peppra, efter smak
- 2 koppar kokt brunt ris
- Nyp saffran

ATT TJÄNA
- Riven parmesan
- Röda chiliflakes

INSTRUKTIONER:
a) Hetta upp oljan i en stekpanna på medelvärme.
b) Fräs vitlöken tills den börjar bli gyllene.
c) Blanda i tomat, spenat, champinjoner och broccoli tillsammans med salt och peppar; koka tills grönsakerna är mjuka.
d) Rör ner riset och saffran, låt grönsaksjuicen dra in i riset.
e) Servera varm eller kall, med parmesan och röd paprikaflingor.

70. Quinoa Tabbouleh

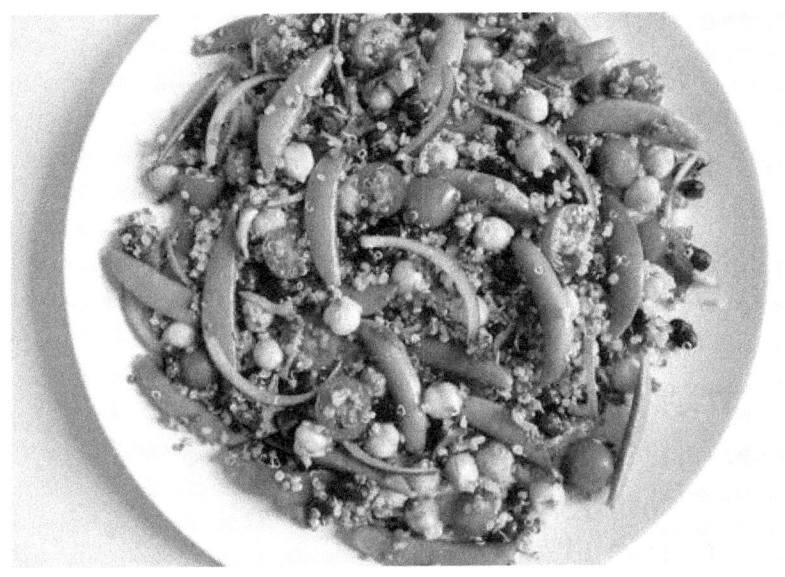

Gör: 2 portioner

INGREDIENSER:
- ½ kopp kokt quinoa
- 2 knippen persilja, finhackad
- ½ vit lök, tärnad
- 1 tomat, tärnad
- 1 msk extra virgin olivolja
- Saften av 1 citron

INSTRUKTIONER:
a) Blanda quinoa, persilja, lök och tomat i en skål.
b) Klä med olivolja och citronsaft.
c) Rör om och njut.

71. Hirs, ris och granatäpple

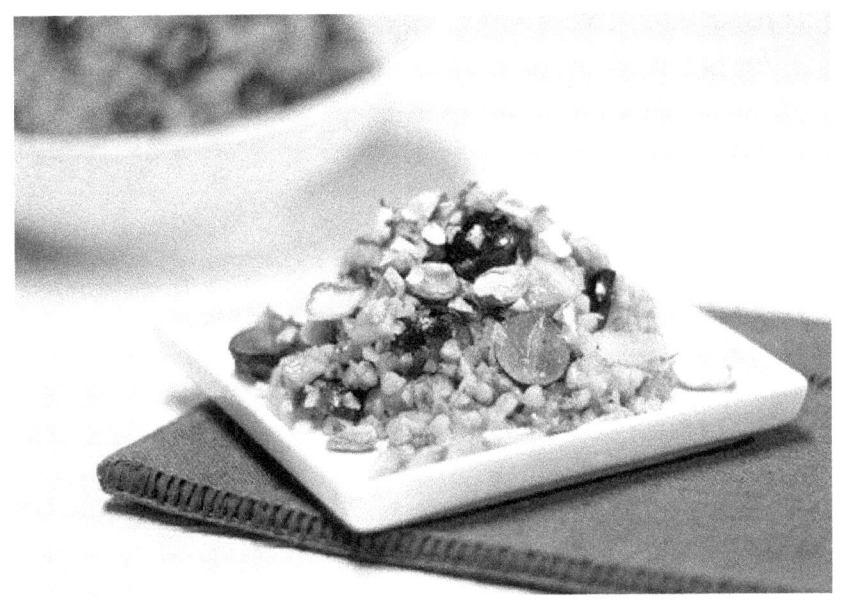

Gör: 2 portioner

INGREDIENSER:
- 2 koppar tunn poh
- 1 kopp puffad hirs eller ris
- 1 dl vegansk kärnmjölk
- ½ kopp granatäpplebitar
- 5-6 curryblad
- ½ tsk senapsfrön
- ½ tesked spiskummin
- ⅛ tesked asafoetida
- 5 teskedar olja
- Socker efter smak
- Salt att smaka
- Färsk eller torkad kokos - strimlad
- Färska korianderblad

INSTRUKTIONER:
a) Hetta upp oljan och tillsätt sedan senapsfröna.
b) Tillsätt spiskummin, asafoetida och currybladen när de poppar.
c) Lägg poh i en skål.
d) Blanda i oljekryddmixen, socker och salt.
e) När pohe har svalnat, kombinera den med yoghurt, koriander och kokos.
f) Servera garnerad med koriander och kokos.

HUVUDRÄTT: CURRIES

72. Pumpa Curry med kryddiga frön

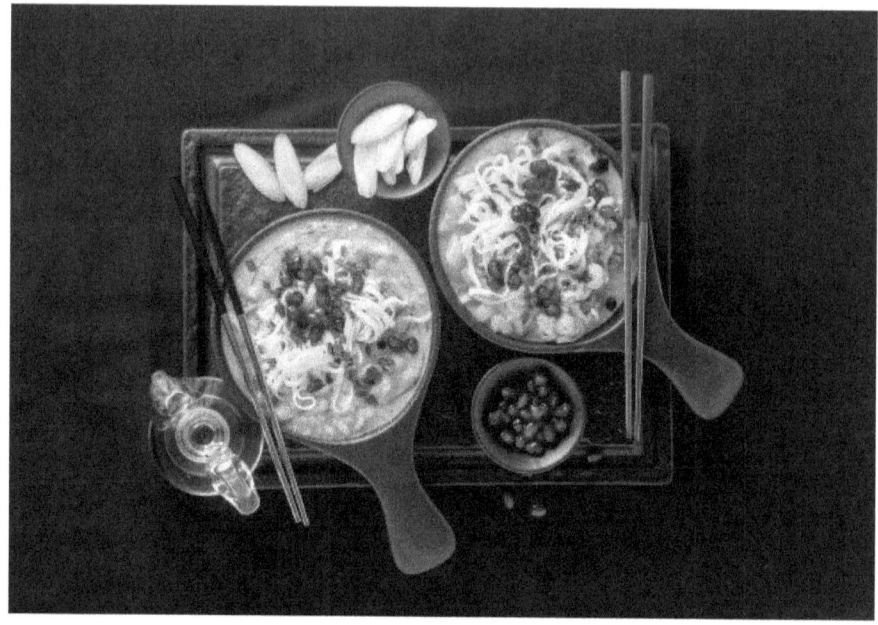

Gör: 4 portioner

INGREDIENSER:
- 3 dl pumpa - hackad i bitar
- ¼ matskedar bockhornsklöver frön
- ¼ matskedar fänkålsfrön
- 2 matskedar olja
- Nyp asafoetida
- 5-6 curryblad
- ½ matsked riven ingefära
- Färska korianderblad
- 1 matsked tamarindpasta
- ½ msk senapsfrön
- ½ matskedar spiskummin
- 2 matskedar - torr, mald kokos
- 2 msk rostade jordnötter
- Salt och farinsocker eller jaggery efter smak

INSTRUKTIONER:
a) Värm oljan i en liten kastrull och tillsätt senapsfröna.
b) Tillsätt spiskummin, bockhornsklöver, asafoetida, ingefära, curryblad och fänkål när de poppar.
c) Fräs i 30 sekunder.
d) Tillsätt pumpa och salt.
e) Häll i tamarindpastan eller vattnet som innehåller fruktköttet.
f) Tillsätt jaggery och farinsocker.
g) Blanda i den malda kokosnöten och jordnötspulvret.
h) Koka några minuter längre.

i) Garnera med koriander.

73. Okra Curry

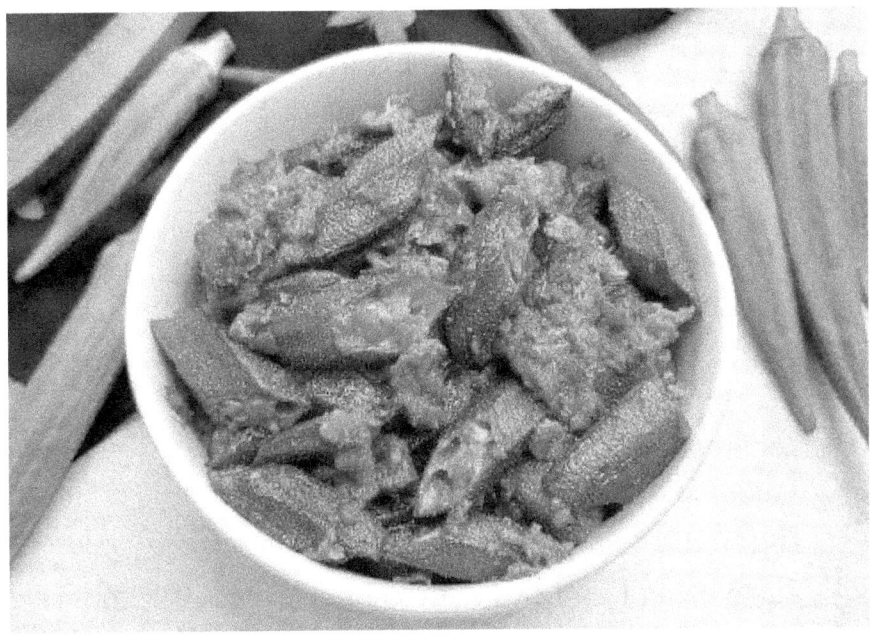

Gör: 4 portioner

INGREDIENSER:
- 2 dl okra, skuren i en cm bitar
- 2 msk riven ingefära
- 1 msk senapsfrön
- ½ matskedar spiskummin
- 2 matskedar olja
- Salt att smaka
- Nyp asafoetida
- 2-3 matskedar rostat jordnötspulver
- Korianderlöv

INSTRUKTIONER:
a) Värm oljan i en liten kastrull och tillsätt senapsfröna.
b) När de börjar poppa, tillsätt spiskummin, asafoetida och ingefära.
c) Rör ner okran och saltet tills det är mört.
d) Koka i ytterligare 30 sekunder efter att du tillsatt jordnötspulvret.
e) Garnera med korianderblad innan servering.

74. Vegetabilisk kokos curry

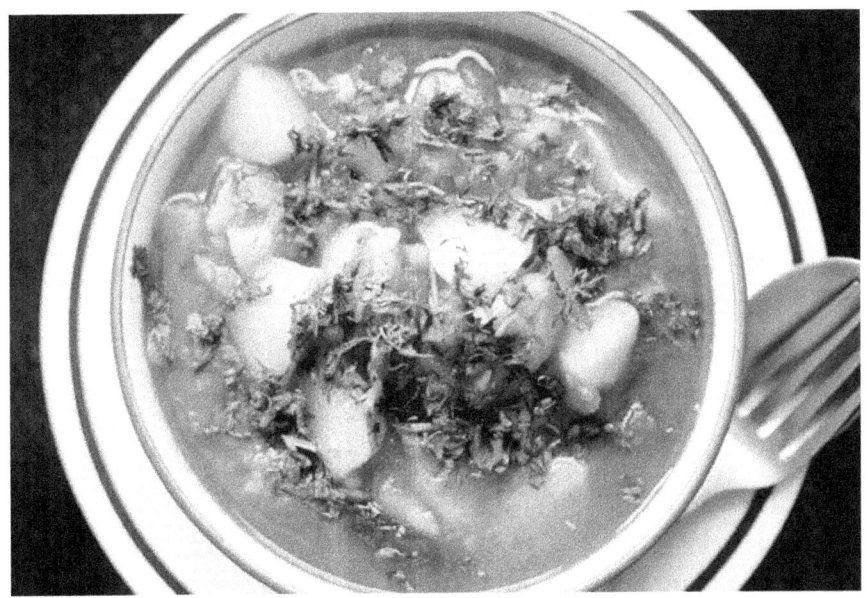

Gör: 4 portioner

INGREDIENSER:
- 2-stor potatis, skuren i tärningar
- 1½ dl blomkål, skuren i buketter
- 3 tomater r hackade i bitar
- 1 msk olja
- 1 msk senapsfrön
- 1 msk spiskummin
- 5-6 curryblad
- Nyp gurkmeja
- 1 msk riven ingefära
- Färska korianderblad
- Salt att smaka
- Färsk eller torkad kokos - strimlad

INSTRUKTIONER:
a) Hetta upp oljan och rör ner senapsfröna.
b) Tillsätt resterande kryddor och koka i 30 sekunder.
c) Tillsätt blomkålen, tomaten och potatisen tillsammans med lite vatten, täck över och låt sjuda tills de är mjuka, rör om då och då.
d) Blanda i kokos, salt och korianderblad.

75. Grundläggande grönsakscurry

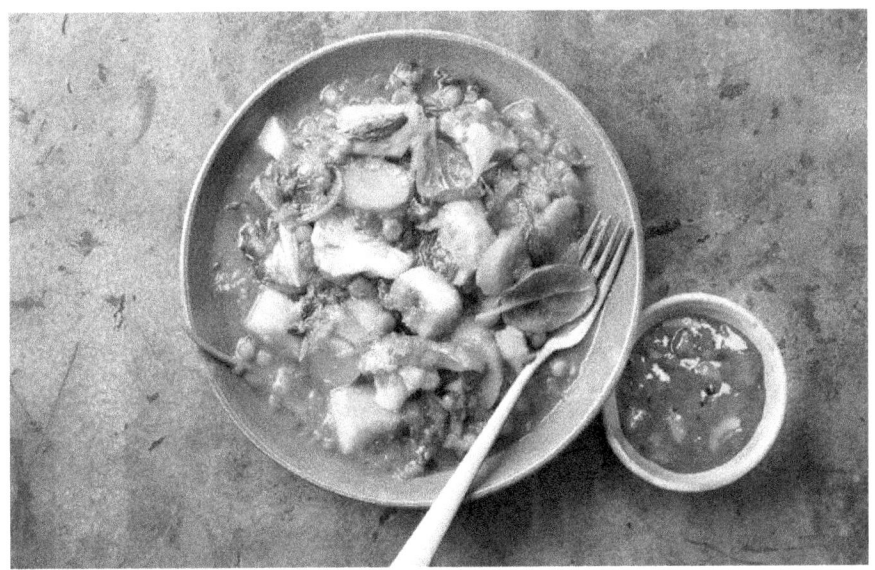

Gör: 4 portioner

INGREDIENSER:
- 250 gram grönsaker, hackade
- 1 tsk olja
- ½ tsk senapsfrön
- ½ tesked spiskummin
- Nyp asafoetida
- 4-5 curryblad
- ¼ tesked gurkmeja
- ½ tsk korianderpulver
- Nyp chilipulver
- Riven ingefära
- Färska korianderblad
- Socker/jaggery och salt efter smak
- Färsk eller torkad kokos

INSTRUKTIONER:
a) Hetta upp oljan och rör ner senapsfröna.
b) Tillsätt spiskummin, ingefära och resterande kryddor när de poppar.
c) Tillsätt grönsakerna och koka tills de är mjuka.
d) Tillsätt lite vatten, täck grytan och låt sjuda.
e) Tillsätt socker, salt, kokos och koriander efter att grönsakerna är kokta.

76. Black Eye Bean och Coconut Curry

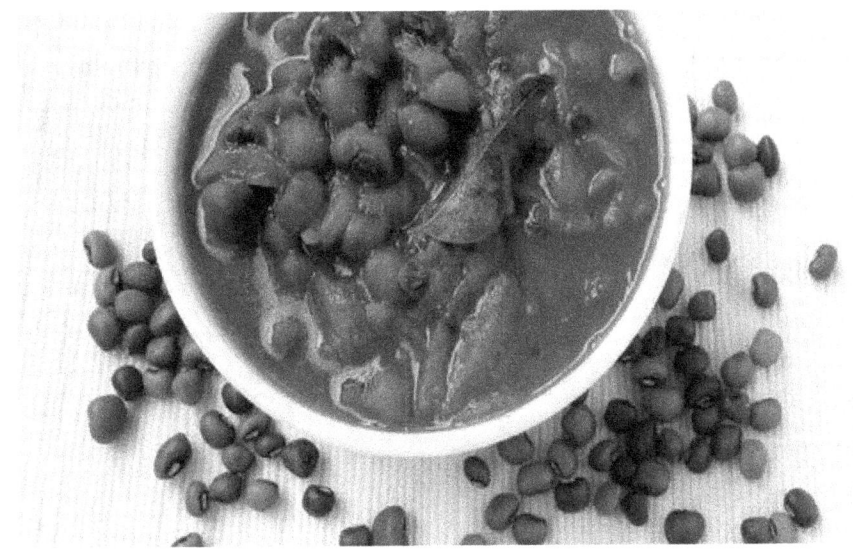

Gör: 4 portioner

INGREDIENSER:
- ½ kopp svarta ögonbönor, blötlagda över natten
- 2 koppar vatten
- 1 msk olja
- 1 msk senapsfrön
- 1 msk spiskummin
- 1 matskedar asafoetida
- 1 msk riven ingefära
- 5-6 curryblad
- 1 msk gurkmeja
- 1 msk korianderpulver
- 2 tomater, hackade
- 2 matskedar rostat jordnötspulver
- Färska korianderblad
- Färsk kokos, riven
- Socker och salt efter smak

INSTRUKTIONER:
a) Koka bönorna i en tryckkokare eller en kastrull på spisen.
b) Värm oljan i en liten kastrull och tillsätt senapsfröna.
c) Tillsätt spiskummin, asafoetida, ingefära, curryblad, gurkmeja och korianderpulver när de poppar.
d) Blanda i det rostade jordnötspulvret och tomaterna.
e) Tillsätt bönorna och vattnet.
f) Fortsätt att röra om då och då tills maten är genomstekt.

g) Krydda med socker och salt och toppa med korianderblad och kokos.

77. Blomkål Coconut Curry

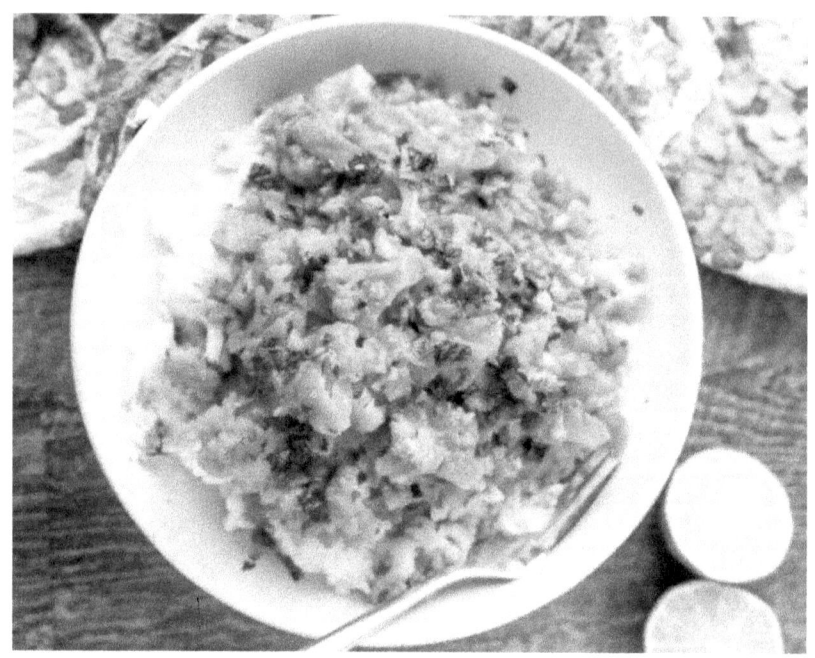

Gör: 4 portioner

INGREDIENSER:
- 3 dl blomkål - skär i buketter
- 2 tomater - hackade
- 1 tsk olja
- 1 tsk senapsfrön
- 1 tsk spiskummin
- Nyp gurkmeja
- 1 tsk riven ingefära
- Färska korianderblad
- Salt att smaka
- Färsk eller torkad kokos - strimlad

INSTRUKTIONER:
a) Hetta upp oljan och rör ner senapsfröna.
b) Tillsätt resterande kryddor och koka i 30 sekunder.
c) Tillsätt tomaterna och koka i 5 minuter.
d) Tillsätt blomkålen och lite vatten, täck över och koka, rör om då och då, tills det är mjukt.
e) Tillsätt kokos, salt och korianderblad.

78. Blomkål och potatiscurry

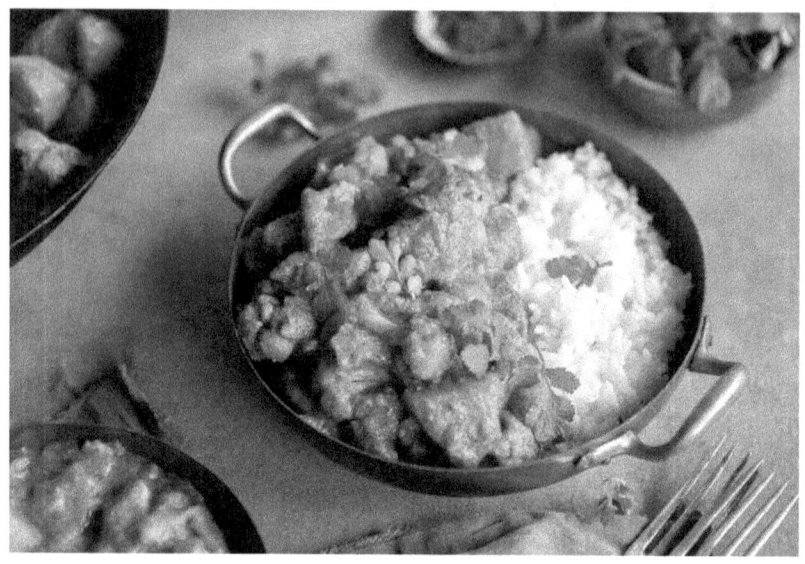

Gör: 4 portioner

INGREDIENSER:
- 2 dl blomkål, skuren i buketter
- 2-stor potatis, skuren i tärningar
- 1 tsk olja
- 1 tsk senapsfrön
- 1 tsk spiskummin
- 5-6 curryblad
- Nyp gurkmeja
- 1 tsk riven ingefära
- Färska korianderblad
- Salt att smaka
- Färsk eller torkad kokos - strimlad
- Citronsaft - efter smak

INSTRUKTIONER:
a) Hetta upp oljan och rör ner senapsfröna.
b) Tillsätt resterande kryddor och koka i 30 sekunder.
c) Tillsätt blomkål och potatis, tillsammans med lite vatten, och täck och låt sjuda tills det nästan är klart, rör om då och då.
d) Avtäck och koka tills grönsakerna är mjuka och vattnet har avdunstat.
e) Tillsätt kokos, salt, korianderblad och citronsaft.

79. Potatis, blomkål och tomatcurry

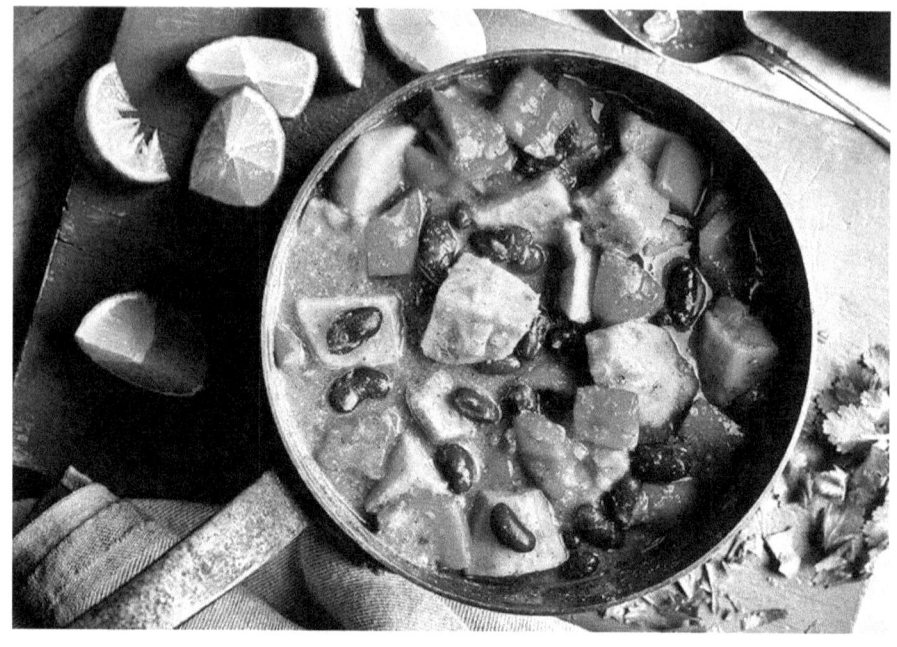

Gör: 3-4 portioner

INGREDIENSER:
- 2 potatisar, i tärningar
- 1½ dl blomkål, skuren i buketter
- 3 tomater, hackade i bitar
- 1 tsk olja
- 1 tsk senapsfrön
- 1 tsk spiskummin
- 6 curryblad
- Nyp gurkmeja
- 1 tsk riven ingefära
- Färska korianderblad
- Salt att smaka
- Färsk eller torkad kokos - strimlad

INSTRUKTIONER:
a) Hetta upp oljan och rör ner senapsfröna.
b) Tillsätt resterande kryddor och koka i 30 sekunder.
c) Sjud, rör om då och då.
d) Tillsätt blomkål, tomat, potatis och vatten.
e) Avsluta med kokos, salt och korianderblad.

80. Blandad grönsaks- och linscurry

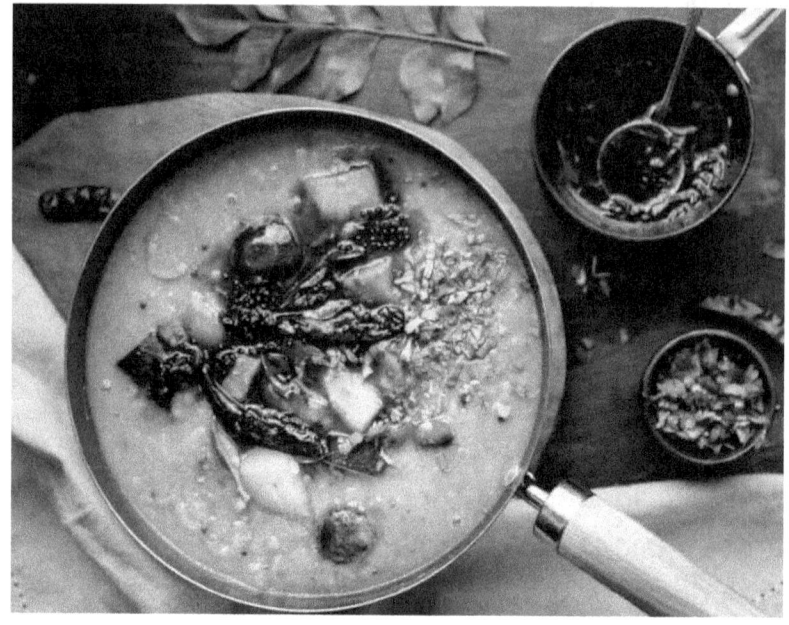

Gör: 4 portioner

INGREDIENSER:
- ¼ kopp toor eller mung dal
- ½ kopp grönsaker - skivade
- 1 kopp vatten
- 2 tsk olja
- ½ tesked spiskummin
- ½ tesked riven ingefära
- 5-6 curryblad
- 2 tomater - hackade
- Citron eller tamarind efter smak
- Jaggery efter smak
- ½ salt eller efter smak
- Sambhar masala
- Korianderlöv
- Färsk eller torkad kokos

INSTRUKTIONER:
a) Koka tor dal och grönsaker i en tryckkokare i 20 minuter.
b) Hetta upp olja i en separat panna och tillsätt spiskummin, ingefära och curryblad.
c) Koka i 34 minuter efter tillsats av tomaterna.
d) Tillsätt sambhar masala- och grönsaksblandningarna.
e) Koka upp i en minut och tillsätt sedan tamarind eller citron, jaggery och salt.
f) Koka i ytterligare 23 minuter.
g) Garnera med kokos och koriander.

81. Tomat Curry

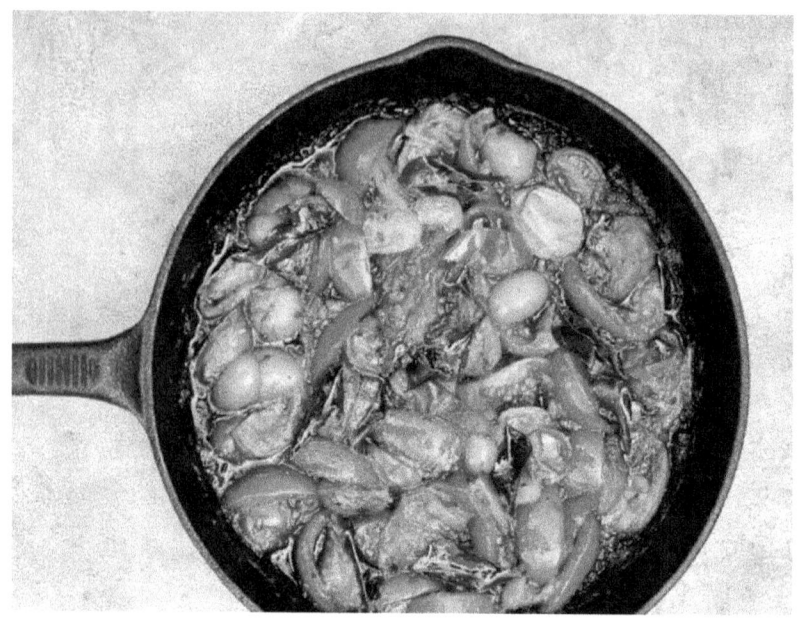

Gör: 4 portioner

INGREDIENSER:
- 250 g tomater, hackade
- 1 tsk olja
- ½ tsk senapsfrön
- ½ tesked spiskummin
- 4-5 curryblad
- Nyp gurkmeja
- Nyp asafoetida
- 1 tsk riven ingefära
- 1 potatis - kokt och mosad
- 1 till 2 matskedar rostat jordnötspulver
- 1 msk torr kokos
- Socker och salt för smak
- Korianderlöv

INSTRUKTIONER:
a) Värm oljan i en liten kastrull och tillsätt senapsfröna.
b) Tillsätt spiskummin, curryblad, gurkmeja, asafoetida och ingefära.
c) Tillsätt tomaten och rör om då och då tills den är kokt.
d) Tillsätt potatismos, rostat jordnötspulver, socker, salt och kokos.
e) Koka i 1 minut till.
f) Garnera med färska korianderblad och servera.

82. Vit kalebass curry

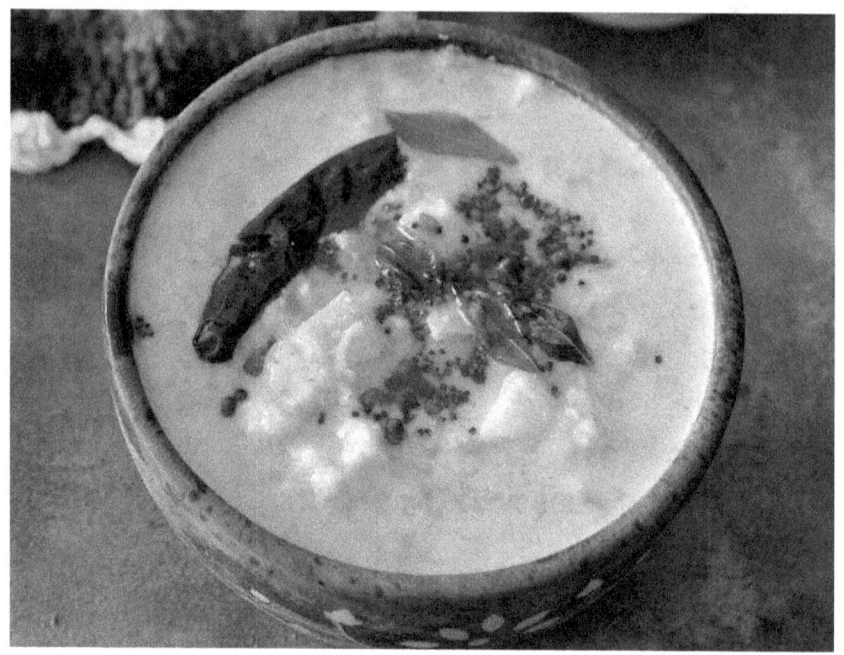

Gör: 4 portioner

INGREDIENSER:
- 250 g ra ms vit kalebass
- 1 tsk olja
- ½ tsk senapsfrön
- ½ tesked spiskummin
- 4-5 curryblad
- Nyp gurkmeja
- Nyp asafoetida
- 1 tsk riven ingefära
- 1 till 2 matskedar rostat jordnötspulver
- Farinsocker och salt efter smak

INSTRUKTIONER:
a) Värm oljan i en liten kastrull och tillsätt senapsfröna.
b) Tillsätt spiskummin, curryblad, gurkmeja, asafoetida och ingefära.
c) Tillsätt den vita pumpan och lite vatten, täck över och koka, rör om då och då, tills pumpan är mjuk.
d) Koka ytterligare en minut efter att ha tillsatt det rostade jordnötspulvret, sockret och saltet.

83. Curried vintermelon

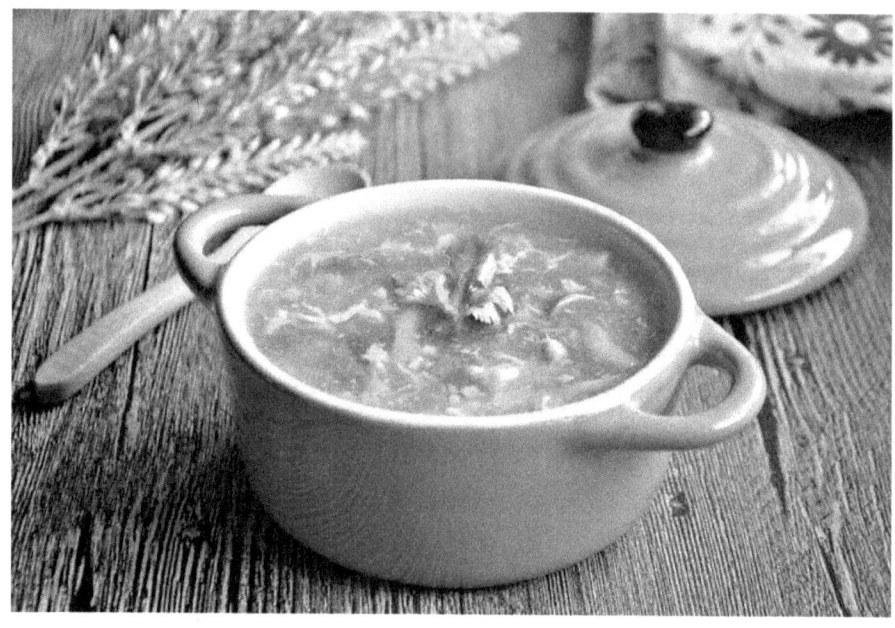

Gör: 3 portioner

INGREDIENSER:
- 2 matskedar olja
- ½ tesked asafoetida
- 1 tsk spiskummin
- ½ tsk gurkmejapulver
- 1 vintermelon, skinn kvar på, tärnad
- 1 tomat, tärnad

INSTRUKTIONER:
a) Hetta upp oljan i en djup, tung panna på medelvärme.
b) Tillsätt asafoetida, spiskummin och gurkmeja och koka i 30 sekunder, eller tills fröna fräser.
c) Tillsätt vintermelonen.
d) Tillsätt tomaten och låt sjuda i 15 minuter.
e) Ta kastrullen från värmen.
f) Justera locket så att det täcker pannan helt och ställ åt sidan i 10 minuter.

84. Spishäll Sambhar-inspirerad curry

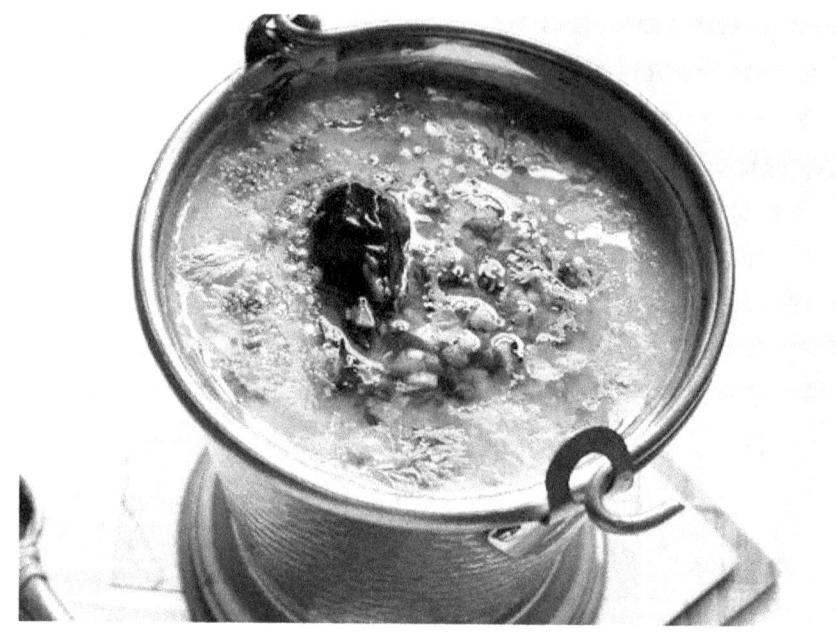

Gör: 9

INGREDIENSER:
- 2 koppar kokta bönor eller linser
- 9 koppar vatten
- 1 potatis, skalad och tärnad
- 1 tsk tamarindpasta
- 5 dl grönsaker, tärnade och skurna
- 2 matskedar Sambhar Masala
- 1 matsked olja
- 1 tsk asafoetida pulver
- 1 msk svarta senapsfrön
- 5-8 hela torkade röda chili, grovt hackad
- 8-10 färska curryblad, grovt hackade
- 1 tsk rött chilepulver eller cayennepeppar
- 1 msk grovt havssalt

INSTRUKTIONER:
a) Kombinera bönorna eller linserna, vatten, potatis, tamarind, grönsaker och Sambhar Masala i en kastrull på medelvärme.
b) Koka upp.
c) Sjud i 15 minuter, eller tills grönsaken vissnar och mjuknar.
d) Hetta upp oljan i en kastrull på medelvärme.
e) Tillsätt asafoetida och senapsfrön.
f) Så fort fröna börjar poppa, tillsätt röd chili och curryblad.
g) Koka i ytterligare 2 minuter, rör om ofta.

h) När currybladen börjar bli bruna och krulla, tillsätt dem i linserna.
i) Koka i ytterligare 5 minuter.
j) Tillsätt saltet och det röda chilipulvret.

85. Punjabi currybönor & linser

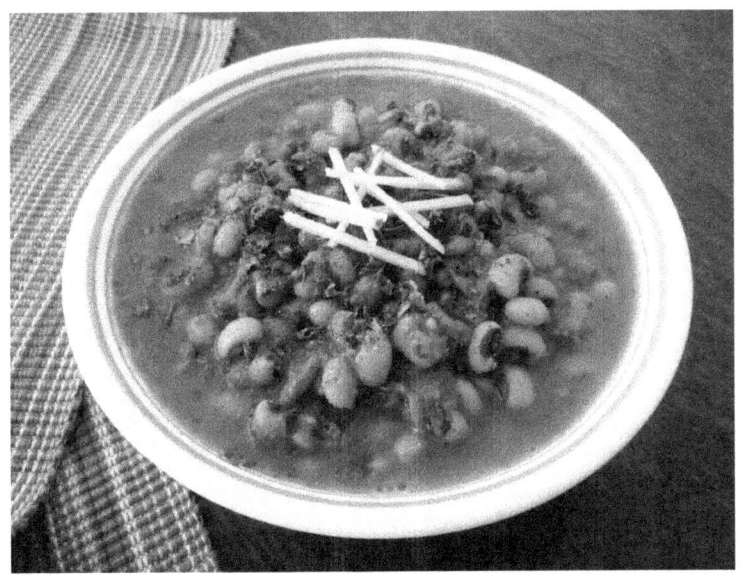

Gör: 7

INGREDIENSER:
- 1 gul eller röd lök, skalad och grovt hackad
- 1 bit ingefärsrot, skalad och grovt hackad
- 4 vitlöksklyftor, skalade och putsade
- 2-4 gröna thai-, serrano- eller cayennechiles
- 2 matskedar olja
- $\frac{1}{2}$ tesked asafoetida
- 2 tsk spiskummin
- 1 tsk gurkmejapulver
- 1 kanelstång
- 2 hela kryddnejlika
- 1 svart kardemummakapsel
- 2 tomater, skalade och tärnade
- 2 msk tomatpuré
- 2 dl kokta linser
- 2 koppar kokta bönor
- 2 koppar vatten
- 2 tsk grovt havssalt
- 2 tsk garam masala
- 1 tsk rött chilepulver eller cayennepeppar
- 2 matskedar finhackad färsk koriander

INSTRUKTIONER:
a) Mixa lök, ingefära, vitlök och chili till en vattnig pasta i en matberedare.
b) Hetta upp oljan i en djup, tung panna på medelvärme.
c) Tillsätt asafoetida, spiskummin, gurkmeja, kanel, kryddnejlika och kardemumma i pannan.

d) Koka i 30 sekunder, eller tills blandningen fräser.
e) Tillsätt lökpastan långsamt.
f) Koka tills de fått färg, cirka 2 minuter, rör om då och då.
g) Tillsätt tomater, tomatpuré, linser och bönor, vatten, salt, garam masala och röd chili.
h) Koka upp blandningen, sänk sedan till låg värme och fortsätt att koka i 10 minuter.
i) Ta ut hela kryddorna.
j) Servera med koriander.

86. Spenat, Squash & Tomat Curry

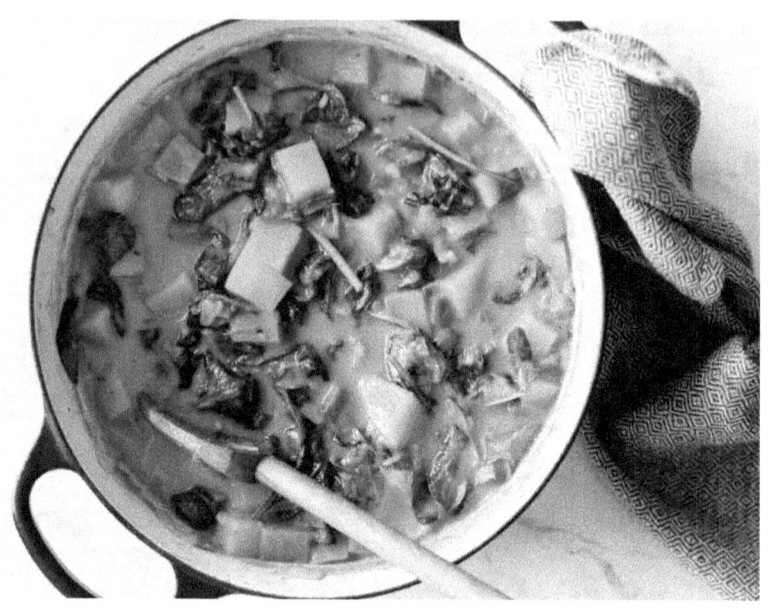

Gör: 4

INGREDIENSER:
- 2 msk jungfrulig eller oraffinerad kokosolja
- ½ medelstor gul lök, tärnad
- 3 vitlöksklyftor, hackade
- 2 msk finhackad ingefära
- 2 tsk gult currypulver, mild krydda
- 1 tsk mald koriander
- ¾ tsk röd paprikaflingor, se huvudanteckning om krydda
- 4 dl tärnad butternut squash, tärnad
- 14-ounce burk eldrostade krossade tomater
- ⅔ kopp fullfet kokosmjölk
- ¾ kopp vatten
- 1 tsk kosher salt
- 4 till 5 koppar babyspenat
- 4 till 5 koppar kokt brunt ris

INSTRUKTIONER:
a) Värm en gryta på medelhög värme. Tillsätt kokosoljan och tillsätt sedan löken. Koka löken i cirka 2 minuter, tills den börjar mjukna. Tillsätt vitlök och ingefära och koka ytterligare en minut.
b) Tillsätt currypulver, koriander och rödpepparflingor och rör om.
c) Tillsätt tärnad butternut squash, krossade tomater, kokosmjölk, vatten och salt.
d) Täck grytan med lock och låt allt koka upp.

e) Sänk värmen till medel och låt squashen sjuda i 15 minuter.
f) Efter 15 minuter, stick hål på en bit butternutsquash med en gaffel för att se om squashen är mör.
g) Stäng av värmen. Tillsätt babyspenaten och rör om curryn tills spenaten börjar vissna.
h) Servera curryn i skålar med en sida av brunt ris eller ditt favoritkorn.
i) Toppa med hackade jordnötter, om så önskas.

DESSERTER

87. Carob mousse med avokado

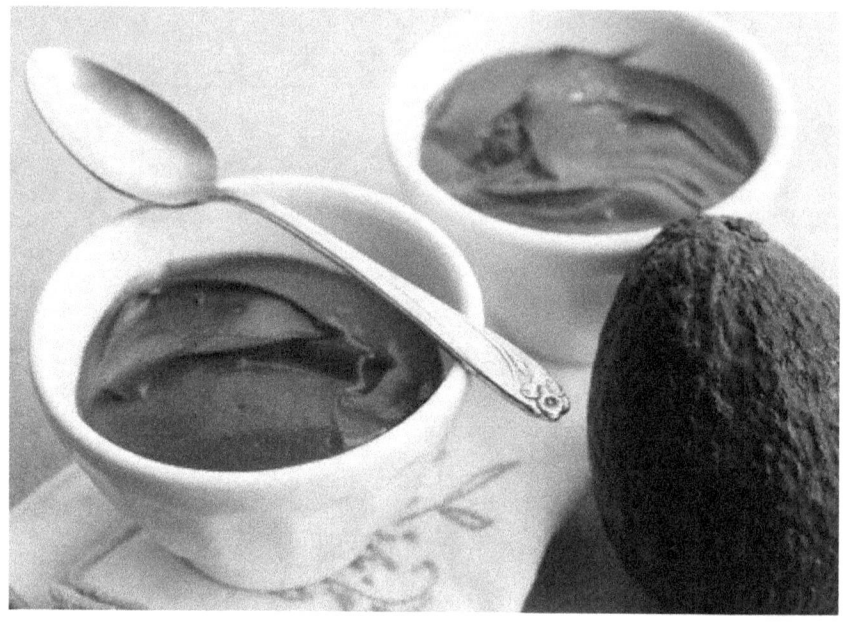

Gör: 1 portion

INGREDIENSER:
- 1 msk kokosolja, smält
- ½ kopp vatten
- 5 dejter
- 1 msk johannesbrödpulver
- ½ tsk mald vaniljstång 1 avokado
- ¼ kopp hallon, färska eller frysta och tinade

INSTRUKTIONER:
a) Blanda vattnet och dadlarna i en matberedare.
b) Blanda i kokosolja, johannesbrödpulver och mald vaniljstång.
c) Tillsätt avokadon och blanda i några sekunder.
d) Servera med hallon i en skål.

88. Kryddad mullbär & äpplen

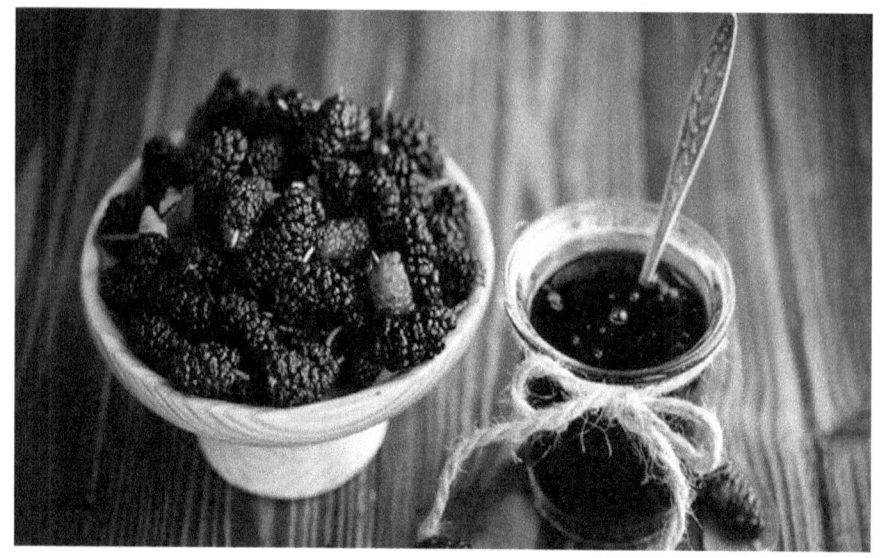

Gör: 2 portioner

INGREDIENSER:
- ½ tsk kardemumma
- 2 äpplen
- 1 tsk kanel
- 4 matskedar mullbär

INSTRUKTIONER:
a) Riv äpplena grovt och blanda dem med kryddorna.
b) Tillsätt mullbären och låt stå i en halvtimme innan servering.

89. Syrig morotskaka

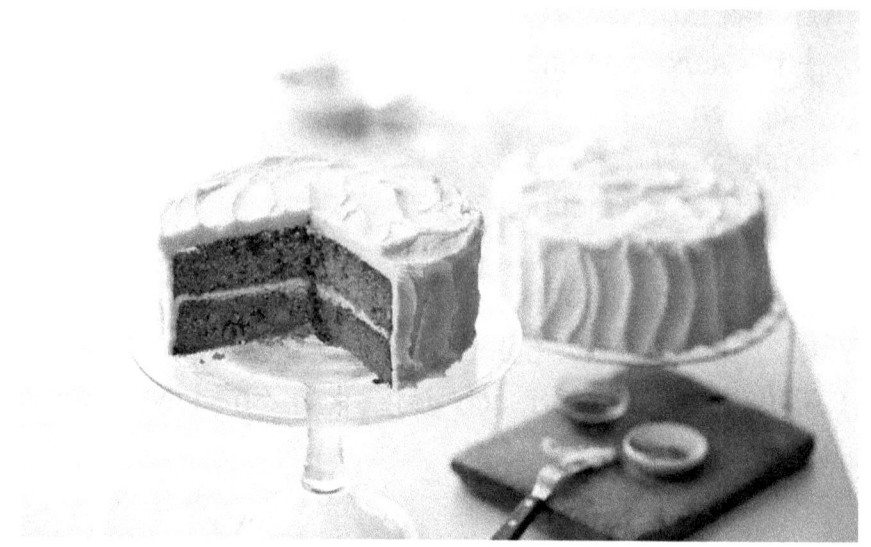

Gör: 4

INGREDIENSER:
- ¼ kopp kokosolja, smält
- 6 morötter
- 2 röda äpplen
- 1 tsk mald vaniljstång
- 4 färska dadlar
- 1 msk citronsaftskal av en citron, fint rivet
- 1 dl gojibär

INSTRUKTIONER:
a) Skär morötterna i bitar och mixa dem i en matberedare tills de är grovt hackade.
b) Blanda i äpplet som skurits i bitar.
c) Tillsätt de återstående ingredienserna och bearbeta tills det är väl blandat.
d) Lägg smeten på ett fat och låt stå kallt i flera timmar innan servering.
e) Toppa med gojibär.

90. Tranbärsgrädde

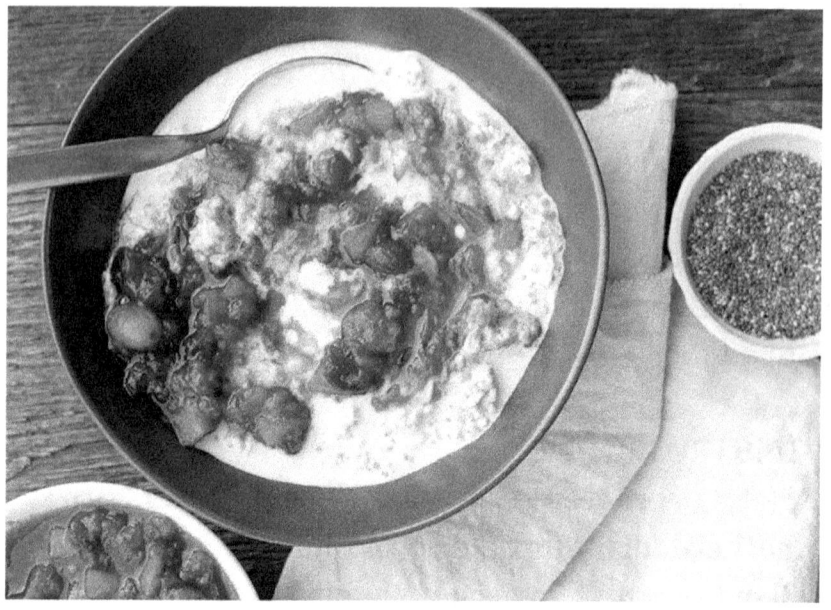

Gör: 1 portion

INGREDIENSER:
- En avokado
- 1½ dl tranbär, blötlagda
- 2 tsk citronsaft
- ½ kopp hallon, färska eller frysta

INSTRUKTIONER:
a) Blanda avokado, tranbär och citronsaft.
b) Tillsätt vatten om det behövs för att få en krämig konsistens.
c) Lägg i en skål och toppa med hallon.

91. Banan-, granola- och bärparfaiter

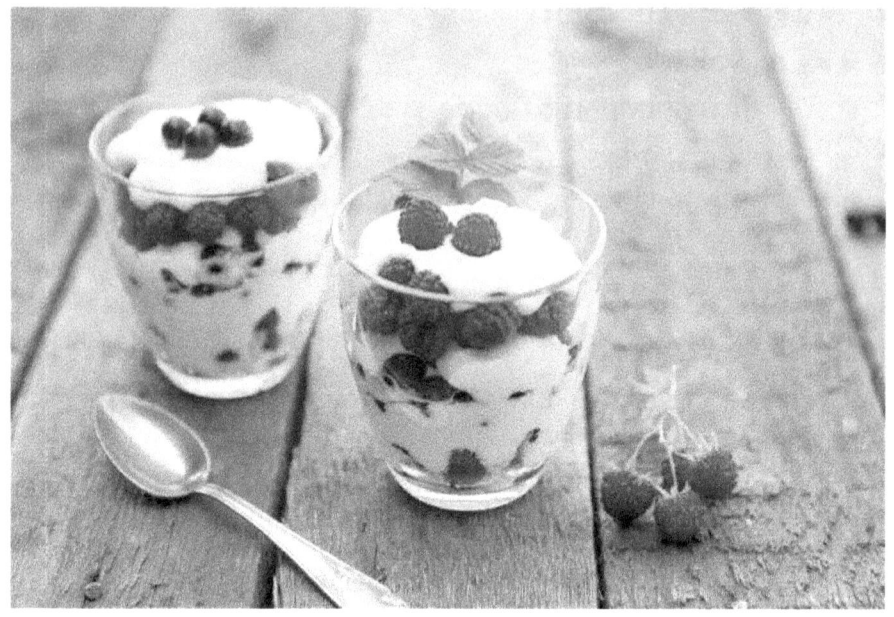

Gör: 2

INGREDIENSER:
- 1 msk konditorsocker
- ¼ kopp granola med låg fetthalt
- 1 kopp skivade jordgubbar
- 1 banan
- 12-ounce vegansk yoghurt med ananassmak
- 2 tsk varmt vatten
- 1 msk kakao, osötad

INSTRUKTIONER:
a) Varva vegansk yoghurt , skivade jordgubbar, skivade bananer och granola i två parfaitglas .
b) Blanda kakao, konditorsocker och vatten tills det är slätt.
c) Dugga över varje parfait.

92. Blåbär & persika crisp

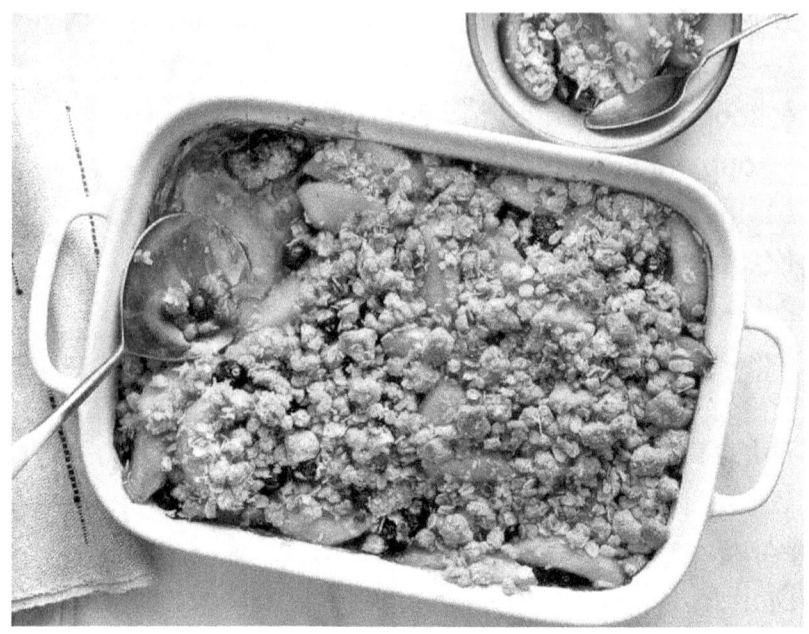

Gör: 8

INGREDIENSER:
- 6 dl färska persikor, skalade och skivade
- 2 dl färska blåbär
- ⅓ kopp plus ¼ kopp ljust farinsocker
- 2 msk mandelmjöl
- 2 tsk kanel, delad _
- 1 dl glutenfri havre
- 3 msk majsolja margarin

INSTRUKTIONER:
a) Värm ugnen till 350 grader Fahrenheit.
b) Kombinera blåbär och persikor i en ugnsform.
c) Kombinera ⅓ kopp farinsocker, mandelmjöl och 1 tsk kanel.
d) Häll i persikorna och blåbären för att kombinera.
e) Blanda den glutenfria havren, det återstående farinsockret och den återstående kanelen.
f) Skär i margarinet smuligt och strö sedan över frukten.
g) Grädda i 25 minuter.

93. Gröt Brûlée

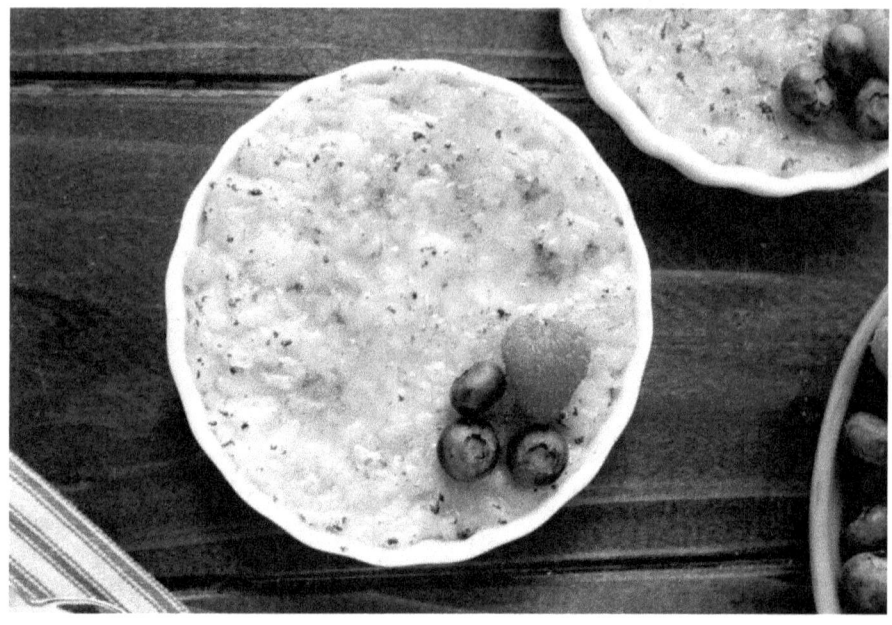

Gör: 6 portioner

INGREDIENSER:
- 3 ¼ koppar mandelmjölk
- 2 dl glutenfri havregryn
- 1 tsk vaniljextrakt
- 1 tsk kanel
- 1 dl hallon eller bär efter eget val
- 2 msk valnötter, hackade
- 2 msk farinsocker

INSTRUKTIONER:
a) Värm ugnen till 350°F och klä muffinsformar.
b) Låt mandelmjölk koka högt i en kastrull ; blanda i havre och täck i 5 minuter.
c) Tillsätt vanilj och kanel och rör om.
d) Fyll varje muffinskopp till hälften med havregryn.
e) Kyl för 20 minuter.
f) Toppa varje havregrynsbägare med bär, valnötter och farinsocker.
g) Stek tills de är gyllene , ca 1 minut .

94. Blandade bär Granita

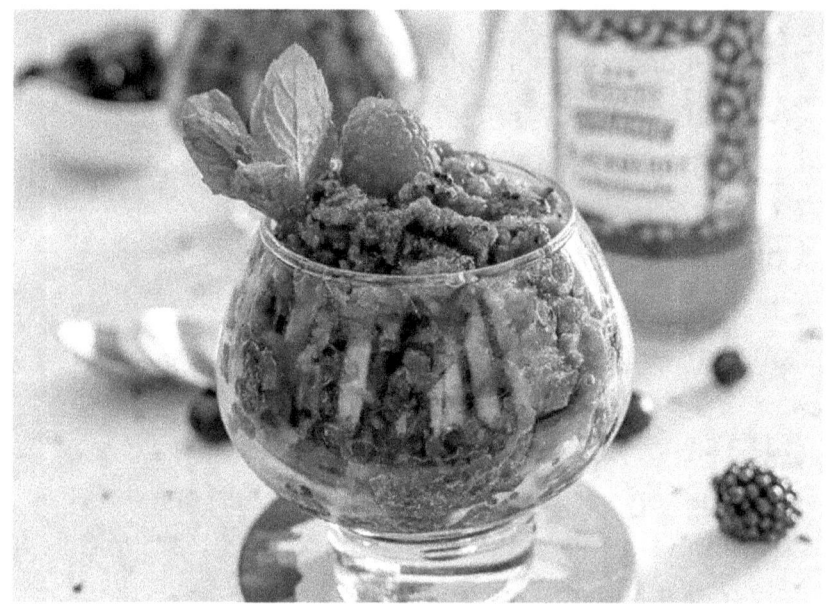

Gör: 4

INGREDIENSER:
- ½ kopp färska jordgubbar, skalade och skivade
- ½ kopp färska hallon
- ½ kopp färska blåbär
- ½ kopp färska björnbär
- 1 matsked lönnsirap
- 1 msk färsk citronsaft
- 1 kopp isbitar, krossade

INSTRUKTIONER:
a) Placera bär, lönnsirap, citronsaft och isbitar i en snabbmixer och mixa på hög hastighet tills det är slätt.
b) Överför bärblandningen till en ugnsform, fördela den jämnt och frys i 30 minuter.
c) Ta ut ur frysen och rör om granitan helt med en gaffel.
d) Frys i 2 timmar, rör om var 30:e minut.

95. Vegansk osötad pumpaglass

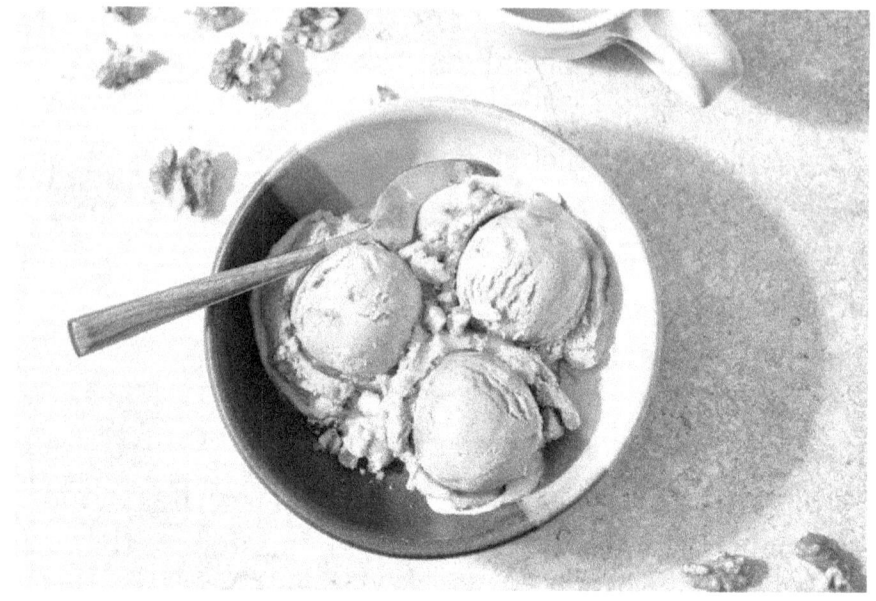

Gör: 6

INGREDIENSER:
- 15 uns hemgjord pumpapuré
- ½ kopp dadlar, urkärnade och hackade
- Två 14-ounce burkar med osötad kokosmjölk
- ½ tsk ekologiskt vaniljextrakt
- 1½ tsk pumpapajkrydda
- ½ tsk mald kanel

INSTRUKTIONER:
a) Mixa alla ingredienser till en slät smet.
b) Frys _ i upp till 2 timmar .
c) Häll i en glassmaskin och bearbeta .
d) Frys i ytterligare 2 timmar innan servering.

96. Fryst fruktig grädde

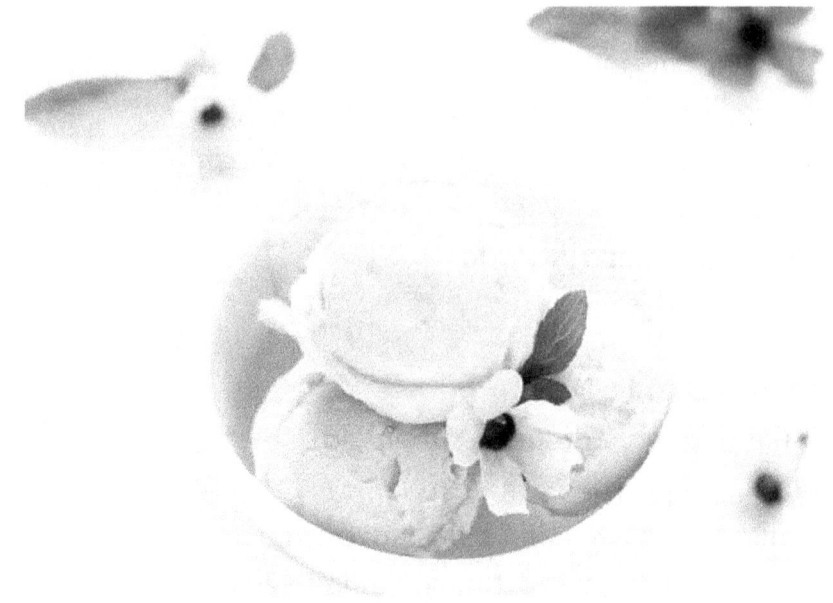

Gör: 6

INGREDIENSER:
- 14-ounce burk kokosmjölk
- 1 kopp frysta ananasbitar, tinade
- 4 dl frysta bananskivor, tinade
- 2 msk färsk limejuice
- nypa salt

INSTRUKTIONER:
a) Klä en glasform med plastfolie.
b) Mixa alla ingredienser till en slät smet.
c) Fyll den förberedda grytan lika med blandningen.
d) Frys in i ca 40 minuter före servering.

97. Avokadopudding

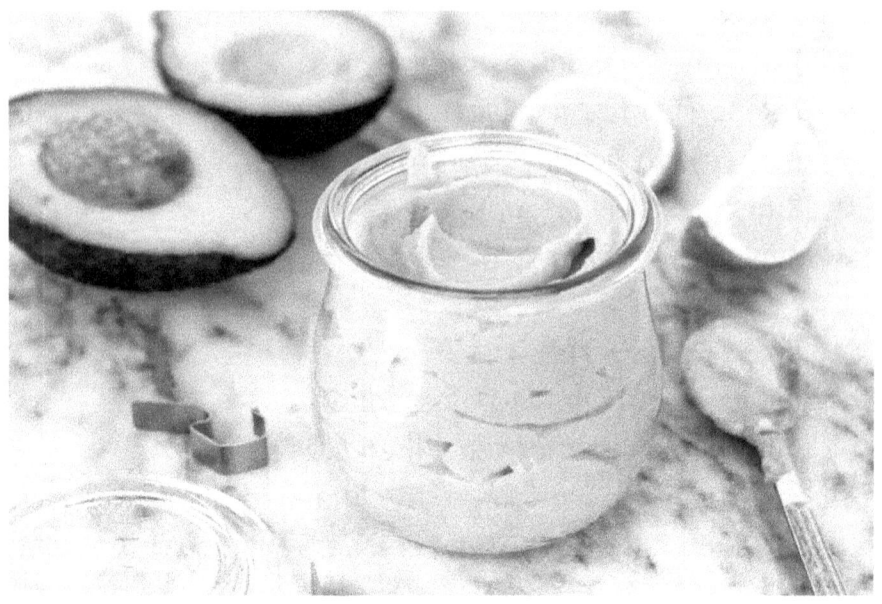

Gör: 4

INGREDIENSER:
- 2 dl bananer, skalade och hackade
- 2 mogna avokado, skalade och hackade
- 1 tsk limeskal, fint rivet
- 1 tsk citronskal, fint rivet
- ½ kopp färsk limejuice
- ⅓ kopp honung
- ¼ kopp mandel, hackad
- ½ kopp citronsaft

INSTRUKTIONER:
a) Blanda alla ingredienser tills len.
b) Häll upp moussen i 4 portionsglas.
c) Kyl i 2 timmar innan servering.
d) Garnera med nötter och servera.

98. Chili och valnötsrullar

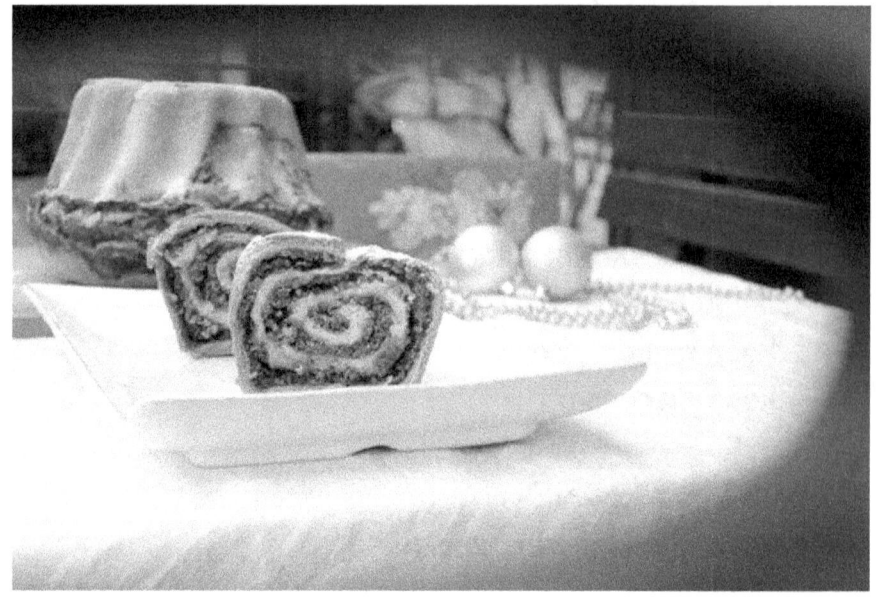

Gör: 2-3 portioner

INGREDIENSER:
- 2 morötter, hackade
- 1 msk citronsaft
  - 5 ark nori, skivade i långa strimlor
- $1\frac{1}{2}$ dl valnötter
- $\frac{1}{2}$ kopp surkål
- 5 soltorkade tomater, blötlagda
- $\frac{1}{4}$-$\frac{1}{2}$ färsk chili
- $\frac{1}{2}$ kopp oregano, färsk
- $\frac{1}{4}$ röd paprika

INSTRUKTIONER:
a) Pulsera valnötterna i en matberedare tills de är grovt hackade.
b) Blanda i morötter, soltorkade tomater, chili, oregano, peppar och citron.
c) Fyll en skål halvvägs med dippen.
d) Till en remsa av nori, tillsätt 3 matskedar nötdipp och surkål.
e) Rulla upp den.

99. Läkande äppelpaj

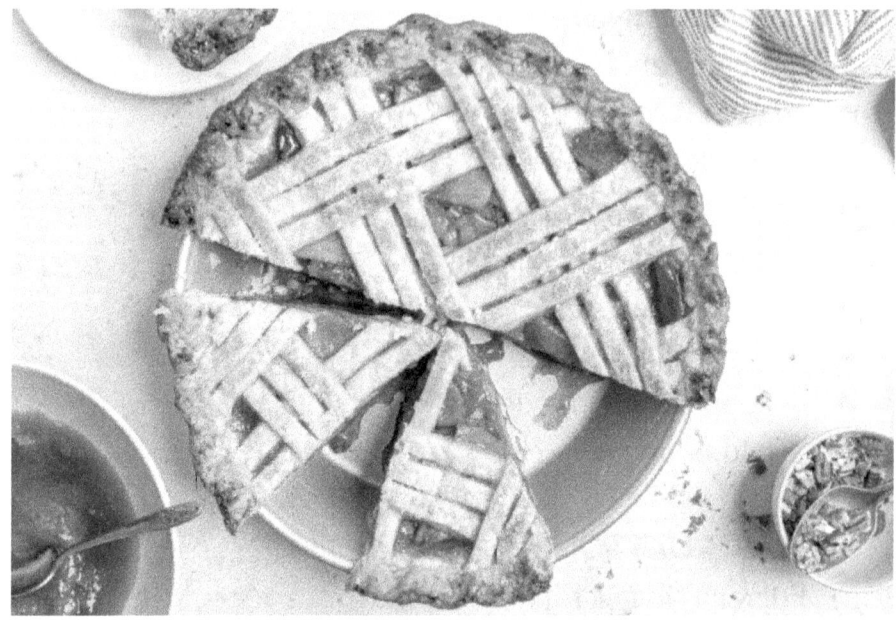

Gör: 8

INGREDIENSER:
FÖR ÄPPLEN:
- 8 äpplen, urkärnade, skalade och fint skivade
- 16 matskedar kokossocker
- 2 msk majsmjöl
- 1 tsk vaniljextrakt
- 1 tsk kokosolja
- 1 tsk mald kanel
- Nyp havssalt efter smak

FÖR BAGERNA:
- 1¼ kopp mald mandel
- ¼ kopp kokosolja
- 1¼ koppar glutenfritt mjöl
- Vatten, efter behov

INSTRUKTIONER:
FÖR ÄPPLEN:
a) Lägg äpplena, kokosolja, kokossocker, vanilj, kanel och salt i en kastrull med lock.
b) Låt koka på låg värme, rör om då och då, i cirka 20 minuter.
c) Lös upp majsmjölet i en liten skvätt vatten i en liten skål.
d) Tillsätt majsmjöl och vattenblandningen och blanda väl.
e) När äpplena har tjocknat, stäng av värmen.

FÖR BAGERNA:
f) Värm ugnen till 180 grader Celsius.

g) Blanda alla ingredienser i en stor skål tillsammans med vatten tills det bildar en fast deg.
h) Dela degen i två och lägg hälften i en smord pajform. Använd fingrarna för att försiktigt trycka den över botten och upp på sidorna av fatet.
i) Lägg ut en plåt med bakplåtspapper på en bänk och använd en kavel för att kavla ut resterande bakelse till en rund form som är tillräckligt stor för att täcka pajen.
j) När du har detta klart, för över äppelblandningen i pajskalet.
k) Lägg nu det översta lagret av bakverk ovanpå pajskalet.
l) Använd fingrarna för att fästa det översta lagret av skorpan ovanpå skorpan, genom att trycka ner alla kanter runt pajen, se till att de är ordentligt förseglade.
m) Använd en kniv för att skapa en liten skåra i mitten av toppen av pajskalet.
n) Grädda i cirka 30 minuter tills degen är fast vid beröring och gyllenbrun.

100. Kokos- och apelsinvattenmakroner

Gör: 14

INGREDIENSER:
- 3 koppar osötad strimlad kokosnöt
- 4 matskedar oraffinerad sockerrörssirap
- 4 matskedar kokosolja, smält
- 1 tsk Orange Blossom Flower Water
- Rostade mandlar, att servera

INSTRUKTIONER:
a) Blanda kokosnöten i en matberedare tills den bryts ner i mycket små strimlor. Låt lite konsistens.
b) Tillsätt sirap, olja och blomvatten. Blixt tills väl blandat.
c) Lägg blandningen i en skål och ställ i frysen i 5-8 minuter. Detta gör att kokosoljan stelnar så att du kan arbeta med blandningen.
d) Medan du väntar, tillsätt 10-12 mandlar i matberedaren och bryt ner dem i små bitar.
e) I en panna, tillsätt 2 teskedar kokosolja och värm på låg-medel, tillsätt nötter och rosta i några minuter tills det doftar.
f) Testa kokosdegen för att se om den håller ihop när du pressar en liten mängd i handflatan. Om du är redo, pressa till små bollar med händerna. Blandningen är delikat.
g) Lägg bollarna på ett serveringsfat och toppa med apelsinsylt och rostad mandel.

SLUTSATS

När vi avslutar vår resa genom "DET GLAD HUD KÖKET", hoppas vi att du har upptäckt den transformerande kraften hos näring och hudvård som fungerar i harmoni. Varje recept på dessa sidor är en hyllning till den strålande, friska huden som är resultatet av att ge din kropp näring med hälsosamma ingredienser och medveten kost.

Oavsett om du har anammat de antioxidantfyllda smoothiesna, njutit av kollagenförstärkande sallader eller njutit av de omega-3-rika förrätterna, litar vi på att dessa 100 recept har inspirerat dig att prioritera din huds välbefinnande genom maten du njuter av.. Utöver ingredienserna och teknikerna kan konceptet med DET GLAD HUD KÖKET bli en livsstil – ett tillvägagångssätt som känner igen kopplingen mellan vad du äter och skönheten som strålar inifrån.

När du fortsätter att utforska världen av hudvård genom näring, må "DET GLAD HUD KÖKET" vara din pålitliga följeslagare, som guidar dig genom läckra och närande recept som stödjer din resa till glad, glödande hud. Här är till att omfamna synergin mellan mat och hudvård, och att njuta av glädjen att ge näring till din hud inifrån och ut. Skål för glad och strålande hud!

www.ingramcontent.com/pod-product-compliance
Lightning Source LLC
Chambersburg PA
CBHW071318110526
44591CB00010B/939